Unterm $\frac{7}{19}$ten August hatte ich die Ehre, obgenannter hohen Commission durch ein kurzes Schreiben den Empfang des an mich gerichteten Schreibens derselben vom 11ten August anzuzeigen, und meine Ueberzeugung und Erfahrungen über die Verbreitungsweise der Cholera und die zur Hemmung ihrer weitern Verbreitung empfehlenswerthen und bewährt gefundenen Veranstaltungen in flüchtigen Umrissen darzustellen, mit dem Versprechen, nach meiner beendigten Geschäftsreise mich ausführlicher über die mir vorgelegten Fragen auszusprechen. Durch vielfache ernste Hindernisse von der Erfüllung meines Versprechens abgehalten, kann ich erst jetzt dazu schreiten, und obgleich ich mit Recht besorgen mufs, dafs meine Mittheilung viel zu spät kommt, um irgend nützlich werden zu können, so will ich sie doch lieber der völligen Nichtbeachtung übergeben sehen, als mein gegebenes Versprechen unerfüllt lassen.

Ich werde mich nicht auf Räsonnements einlassen, die schon so oft und von sehr scharfsinnigen Gelehrten angestellt sind, sondern nur Thatsachen berichten, die in den Kreis meiner Beobachtungen gekommen sind. Ueberhaupt aber kann ich die Bemerkung nicht unterdrücken, dafs die wissenschaftliche und practische Ausbeute aus den zahlreichen Abhandlungen und Aufsätzen, die seit einem Jahre erschienen sind, und von Verfassern herrühren, die die Cholera noch nicht selbst beobachtet haben, ungleich geringer ausfällt, als man erwarten sollte, und dafs es über keine Krankheit schwieriger sein mag, richtig und treffend zu urtheilen, ehe und bevor man sie an vielen Individuen selbst beobachtet hat, als eben die Cholera. Wenigstens kann ich für mich und für alle meine Collegen in Curland das Bekenntnifs ablegen, dafs wir ganz andere Vorstellungen von der Cholera hatten, ehe sie uns selbst vor Augen kam, als nun der Fall ist, nachdem wir sie in so vielen hundert Exemplaren gesehen und beobachtet haben.

Die erste Frage in dem an mich gerichteten Schreiben lautet: wie die Krankheit sich in unserer Gegend verbreitet habe? Hierauf erwiedere ich: „auf dieselbe Weise, wie ansteckende Krankheiten gewöhnlich thun". Diese Behauptung wird durch eine gedrängte historische Darstellung des Einbruchs und der Verbreitung der Cholera in Curland, und namentlich in Mitau, hinreichend gerechtfertigt werden.

Als die Cholera bis Minsk vorgerückt, in den auf polnischem Boden kämpfenden Heeren ausgebrochen war, und nun auch Wilna und andere Theile des litthauischen Gouvernements ergriffen hatte, da wurde es uns in Curland klar, daſs wir uns ebenfalls auf einen Besuch dieser Seuche gefaſst machen müſsten. Sie war uns jetzt so nahe gerückt, daſs es selbst unter den gewöhnlichen Friedensverhältnissen schwer, wo nicht unmöglich gewesen wäre, Curland, bei der Beschaffenheit seiner Grenzen, vor ihr zu schützen, geschweige denn unter den obschwebenden Kriegsumständen. Curland grenzt nämlich gegen Süden von Polangen bis Warnowitz auf einer Länge von 60 Meilen mit Litthauen; dann südöstlich nur in der Breite einiger Werste mit dem Gouvernement Minsk; nordöstlich trennt die Düna Curland von den Gouvernements Witepsk und Liefland. Die ausgedehnte Verbindungslinie zwischen Litthauen und Curland ist überall offen, und nirgends durch irgend beträchtliche Flüsse oder andere natürliche Grenzen bezeichnet; in ruhigen Zeiten verbindet ein lebhafter Verkehr die Einwohner beider Provinzen; jetzt war indeſs diesseitig aller Privatverkehr mit den insurgirten Nachbaren freiwillig abgebrochen. Der kleine Punkt Curlands, der mit Minsk grenzt, ist mit dichten Wäldern bedeckt, und der Verkehr der Einwohner höchst unbedeutend. Desto lebhafter ist der Verkehr zwischen den Bewohnern beider Ufer der Düna, auf welcher die reichen Erzeugnisse des innern Ruſslands Riga zugeführt werden. Je näher Riga, desto lebhafter wird der Verkehr mit Curland, denn Riga bezieht einen beträchtlichen Theil seiner täglichen Consumtion aus Curland. Dieser Verkehr wurde zu Anfange des Frühlings durch die anhaltenden Truppenzüge noch lebhafter, täglich, ja stündlich zogen Detachements von Riga über Mitau oder Bauske nach Litthauen, täglich kehrten kleine Partieen und einzelne Civil- und Militair-Beamte von dort zurück. Eben so lebhaft war zu dieser Zeit der militärische Verkehr zwischen der auf dem rechten Ufer der Düna belegenen Festung Dünaburg und Litthauen durch Curland; auch führen Landstrafsen aus dem Innern des Reichs durch diesen Theil Curlands (den Illuxtschen Kreis), das hier nur $2\frac{1}{2}$ bis 4 Meilen breit ist, nach Litthauen, und wurden häufig vom Militair betreten.

Da es unter solchen Umständen unmöglich war, die von der Reichs-Regierung im vorhergehenden Herbste angeordneten Maafsregeln in ihrer ganzen Ausdehnung und Strenge in Anwendung zu bringen; da diese Maafsregeln selbst im Innern des Reichs und in ruhigen Zeiten nicht zugereicht hatten, die Seuche zu verhüten, so mufste man darauf gefafst sein, sie auch bei uns anlangen zu sehen. Um nun dem unvermeidlichen Feinde möglichst gewaffnet entgegenzugehen, wurde das Publicum mit der nahen Gefahr, den Zeichen der Krankheit und den zweckmäfsigsten Vorsichtsmaafsregeln bekannt gemacht. Hierauf gab sich überall im Lande ein edler Staatsbürgersinn kund; wetteifernd errichteten die Einwohner Curlands überall, wo es nöthig schien, auf eigene Kosten zweckmäfsige Krankenhäuser zur Aufnahme der zu erwartenden Cholerakranken; die Städte und das Land wurden in eine Menge kleiner Bezirke abgetheilt, um den Gesundheitszustand der Einwohner besser zu übersehen, die irgendwo auftretende Krankheit sogleich zu entdecken, die Kranken dem freien Verkehr mit Gesunden zu entziehen, und für ihre Heilung Sorge zu tragen.

Es war am $\frac{8}{20}$ten Mai, als die Cholera in Riga entdeckt wurde; noch suchte sie einzeln ihre Opfer; am $\frac{14}{26}$ten Mai aber loderte die Seuche plötzlich zur alles verheerenden Flamme auf. Als die Kunde hiervon sich verbreitete, eilten viele Curländer, die sich in Riga befanden, heim, andere holten theure Freunde und Verwandte von dort ab, um sie hier in Sicherheit zu bringen. Nun suchte man den Verkehr zwischen hier und Riga möglichst zu hemmen, jedoch war dies nur in Bezug auf Privatpersonen ausführbar; das Militair und die reisenden Beamten konnten nicht aufgehalten werden. Am $\frac{18}{30}$ten Mai Vormittags wurde mir vom Militair-Hospitale die Anzeige gemacht, dafs daselbst am Morgen einige Soldaten mit verdächtigen Krankheitserscheinungen angelangt seien. Ich fand drei Kranke vor, deren Anblick mir sogleich verrieth, dafs sie an der ächten orientalischen Cholera litten. Um jedoch in einer so wichtigen Sache nicht allein mit den Aerzten des Hauses zu entscheiden, berief ich sämmtliche Aerzte der Stadt in's Hospital; sie erklärten einstimmig: die Krankheit der Soldaten sei die Cholera. Bei der Nachforschung nach den vorausgegangenen Momenten ergab es sich, dafs einer von ihnen vor drei Tagen aus Riga gekommen, und Abends vorher in seiner vor der Seepforte belegenen Kaserne erkrankt war. Der andere war vor wenigen Tagen, der dritte vor 8 Tagen aus Riga gekommen; beide wohnten in Kasernen vor der Seepforte unweit des ersten Kranken, und waren in der Nacht erkrankt. Am Abend des 18ten Mai kam noch ein vierter cholerakranker Soldat in's Hospital, der nicht in Riga gewesen war, aber mit dem ersten Kranken in einem Quartiere zusammengestanden hatte. Nun verbreitete sich die Krankheit allmälig weiter in der Stadt. Um den Verbreitungsgang anschaulich zu machen, ist es jedoch nothwendig, die Lage der Stadt zu beschreiben. Sie liegt am westlichen Ufer eines seichten, sumpfigen Baches (die Drixe), der einem stehenden See gleicht. Nördlich hat die Stadt einen Zugang, die Seepforte; aufserhalb dieser und parallel mit der Drixe laufen zwei Strafsen, kleine, enge, mit Menschen überfüllte Häuser enthaltend. Innerhalb der Stadt, in der nordöstlichen Ecke derselben, zunächst der Seepforte und hart an der Drixe liegen die von dem Collegio der allgemeinen Fürsorge abhängenden Anstalten: das Civil- und Militair-Hospital, die Entbindungs-Anstalt, das Siechen-, Armen- und Arbeitshaus und das Gefängnifs; in diesen Lokalen befinden sich fast zu jeder Zeit etwa 500 Menschen. Von diesen Gebäuden aus läuft eine Reihe Häuser, und unter diesen die ansehnlichsten der Stadt, längs der Drixe nach Süd-Südost (*A.*); an diese Strafse schliefst sich eine in süd-südwestlicher Richtung verlaufende kleine, enge Strafse (*B.*); aus welcher man zur Annenpforte gelangt. Nordöstlich von der Stadt, zwischen der Drixe und Aa, liegt das Schlofs, der Sitz aller Behörden und die Amtswohnung der vornehmsten Beamten, in seinem Erdgeschofse die Wohnungen der

Gerichtsdiener, vieler andern Unterbeamten und Dienstboten, und eine Wache enthaltend. Dem Schlosse vorbei führt der Weg östlich über die Floſsbrücke der Aa nach Riga, und hier liegt hart an der Aa der Schneckenkrug. Auſser diesen Zugängen hat Mitau noch einen südwestlichen, die kleine Pforte, und einen westlichen, die Doblen'sche Pforte genannt. Auſserhalb sämmtlicher Pforten laufen noch einige Reihen von Häusern fort; diese Straſsen sowohl als die innerhalb der Stadt an deren Peripherie verlaufenden und die Pforten verbindenden Straſsen sind ungepflastert, die Häuser an denselben meistens klein, schlecht gebaut, von armen Leuten unmäſsig dicht bewohnt; die Höfe dieser Häuser sind der Sammelplatz alles möglichen Unraths. Die Haupt- und Verbindungsstraſsen der Stadt selbst aber sind gepflastert, breit, luftig, die Häuser sind nicht sehr enge aneinander gedrängt, mit Einwohnern nicht überladen, die Höfe sind reinlich gehalten; die meisten Häuser haben Gärten, von denen einige recht groſs sind.

Zur Aufnahme der Cholerakranken des Civilstandes waren zwei temporäre Krankenhäuser auſserhalb der Annenpforte, jedoch in der Nähe der Stadt eingerichtet worden. Für die im Militair und in den Anstalten des Collegii der allgemeinen Fürsorge an der Cholera Erkrankenden war ein in einem abgesonderten Hofe in der Nähe des Gefängnisses stehendes Haus eingerichtet; um jedoch zu diesem Hofe und Hause zu gelangen, muſste man über den allgemeinen Hof sämmtlicher Anstalten gehen. Auch für dieses Krankenhaus war, wie für die Civil-Krankenhäuser, ein besonderes Dienst- und

Wärter-Personal beigegeben; da aber das Gebäude nicht einzeln und aufserhalb der Stadt stand, so konnte unerachtet des strengen Verbots und der aufgestellten Wache die Communikation zwischen den Dienstleuten des Cholerahauses und der andern Anstalten nicht so gehemmt werden, dafs nicht manche Contraventionen Statt gefunden hätten.

Ich nehme nun wieder den Faden der weiterschreitenden Seuche auf. Am $\frac{19}{31}$ten Mai kam kein neuer Kranker in Mitau vor; am 20sten Mai früh erkrankte ein 74jähriger Greis aus der Siechen-Anstalt, der selbigen Tages starb; ferner ein Schenkwirth von 40 Jahren, dem Trunk ergeben, der im Erdgeschofse eines an der Drixe oberhalb des Militair-Krankenhauses belegenen Hauses wohnte: imgleichen ein Mann von 36 Jahren, der kürzlich aus Riga gekommen war, wo er sich mehrere Tage auf den Strafsen umhergetrieben hatte, und nun beim erstgenannten Schenkwirthe wohnte; auch er war dem Trunke ergeben. Es erkrankten auch noch zwei Soldaten, von denen der eine am 14ten Mai in Riga gewesen war, beide standen vor der Seepforte im Quartier. Am 22sten Mai erkrankten vier Personen in der Arbeitsanstalt, ein Militair-Krankenwärter, ein Mann und eine Frau in der Strafse *A.* unweit der Drixe, und ein Schneider, welche einen später zu erwähnenden Kranken gepflegt hatte. Am 23sten Mai erkrankte eine Frau, die in einer der Kasernen wohnte, wo die zuerst erkrankenden Soldaten ihre Quartiere hatten, imgleichen eine Person in der Arbeitsanstalt. Am 24sten Mai erkrankte wieder ein Militair-Krankenwärter, zwei Soldaten in Kasernen vor der Seepforte, mehrere Personen aus der Arbeits-Anstalt, ein Arrestant im Gefängnisse, und zwei Ebräer aus einem der in der oberwähnten südwestlich verlaufenden engen Strafse *B.* belegenen Häuser; einen dieser Kranken entdeckte ich gegen Abend in einem Winkel am Markte zwischen zwei Buden todtkrank zusammengekauert. Am 24sten Mai erkrankten zwei Soldaten in ihren Kasernen vor der Seepforte, ein alter Ebräer in der Nähe dieser Kasernen und mehrere Arrestanten. Da die Seuche in der Arbeits- und Siechen-Anstalt um sich gegriffen hatte, diese auch mit Menschen überfüllt war, so hatte man schon am 22sten Mai 50 Pfleglinge nach dem Schneckenkruge verlegt. Aber auch hier brach die Seuche aus; es erkrankten bereits am 25sten Mai fünf dieser Leute, und nach und nach kamen fast alle daran. Am 26sten Mai wieder zwei Soldaten in ihren Kasernen, ein Militair-Krankenwärter, zwei Soldaten in der Wachtstube des Gefängnisses, mehrere Arrestanten und Strafarbeiter, eine Frau und ein Mann in Häusern vor der Seepforte, einige Leute im Schneckenkruge, ein Paar obdachlose Umhertreiber, die auf den Wiesen aufserhalb der Stadt schwer krank gefunden wurden, endlich ein Goldarbeiter in der Schreiberstrafse (der erste Sprung der Seuche). Am 27sten Mai erkrankten mehrere Personen in einigen vor der Seepforte belegenen Häusern, ein Civil-Krankenwärter und ein Ebräer in einem zwischen der kleinen und D o b l e n'schen Pforte belegenen Hause. Am 28sten Mai eine Dame am südlichen Ende der Häuserreihe *A.*, eine andere am Ende der katholischen Strafse unweit der Annenpforte, eine nicht weit von dieser wohnhafte Ebräerin, eine Frau in der Kanal-Strafse (mitten in der Stadt) und einige Leute in Häusern vor der Seepforte. — Es würde zu weitläuftig sein, diese Aufzählung der täglichen Erkrankungsfälle weiter fortzusetzen. Aus dem mit der gröfsten Sorgfalt und Umständlichkeit geführten Verzeichnisse der Cholerakranken Mitau's, in welchem bei jedem Einzelnen die dem Ausbruche der Krankheit vorangehenden und ihn begleitenden Umstände, imgleichen die Personal-Verhältnisse der Kranken notirt sind, geht hervor, dafs in den ersten 8 Tagen der Seuche fast in jedem Falle die Herkunft und Verwandtschaft des Seuchenstoffs nachgewiesen werden konnte; dafs in den folgenden 8 Tagen die Nachweisung einer directen Communikation der Neuerkrankten mit früheren Kranken in der Mehrzahl der Fälle Statt fand, und erst dann nicht immer möglich war, als schon in 40 bis 50 Häusern die Seuche ausgebrochen war, 20 bis 30 Kranke in ihren Wohnungen verblieben, und mehrere Truppendetachements und Partieen von Kriegsgefangenen hier ankamen, unter welchen sich nicht selten schon sterbende Cholerakranken befanden, so dafs also der vielfachste Verkehr zwischen den Kranken, ihren Führern, Begleitern und Wächtern, und den untern Klassen der Einwohner unvermeidlich war; — dafs die Seuche einen bestimmten Gang verfolgte, und von der Seepforte aus, in deren Umgegend sie am längsten verweilte, die äufserste Häuserreihe *A.* von Nord nach Süd ergriff, dann in die Strafse *B.* einkehrte, hierauf westwärts schreitend an die kleine, und erst am 11ten Tage (den 29sten

Mai) an die Doblen'sche Pforte gelangte, von den Pforten und peripherischen Strafsen Sprünge in's Innere der Stadt machte, und dann auch hier die Strafse entlang zog; — dafs die Seuche vorzugsweise in solche Häuser einkehrte, die von einer grofsen Zahl armer, schlecht bekleideter und schlecht genährter, zum Theil auch wohl dem Trunke und andern Ausschweifungen ergebener Menschen bewohnt waren; dafs jedoch auch sehr anständige Personen der untern und selbst der höhern Stände, deren Lebensart kein Vorwurf treffen konnte, die aber meist Kummer und Leiden erduldet hatten, oder ein schwaches Verdauungssystem besafsen, ergriffen wurden, — dafs in mehreren solcher Häuser nach und nach $\frac{1}{4}$ der Bevölkerung erkrankte, und dafs sie gleichsam die Brennpunkte wurden, von denen aus die Seuche in der Umgegend sich strahlenförmig verbreitete; solcher Häuser waren in der Strafse *B.* vier, ferner fast alle Kasernen, das Schlofs, der Schneckenkrug u. a., — dafs nur in den seltensten Fällen die Krankheit mit der Genesung oder dem Tode des einen in einer Familie, oder in einem Hause zuerst ergriffenen Subjects erlosch, sondern meistens mehrere Personen nach aneinander ergriff, und in einigen schrecklichen Fällen fast ganze Familien ausrottete, — dafs die Seuche in vielen Häusern von einer einzelnen Wohnung zur andern fortschritt, wie z. B. im Schlosse, wo sie nach und nach 30 bis 40 Menschen ergreifend, im Erdgeschofs von Zimmer zu Zimmer vorrückte, und die noch verschonten Bewohner zu berechnen versuchten, wann die Reihe an sie kommen würde; dafs sie diejenigen Quartiere der Stadt, in denen sie zuerst aufgetreten war, auch zuerst völlig verliefs, und die letzten acht Tage nur in einem Winkel der südlichen Vorstadt herrschte, den sie bis dahin gänzlich verschont hatte — dafs die Seuche, wenn sie die Individuen gewisser, besonderer Einwohnerklassen ergriffen hatte, diese vorzugsweise durchging, und dann unter dieser Klasse gänzlich erlosch; so z. B. fand der erste Erkrankungsfall unter den Ebräern erst am 24sten Mai Statt, und nach dem 3ten Juli erkrankte kein Ebräer mehr, obgleich die Seuche in der Stadt noch 20 Tage lang währte; unter den Soldaten des hiesigen Garnison-Bataillons und der Invaliden-Compagnieen wüthete die Seuche vom 6ten Juni bis zum 6ten Juli, dann erkrankten noch einige Invaliden, die später aus den Kreisstädten nach Mitau commandirt waren; am 10ten Juli kam der letzte cholerakranke Soldat von dem hier stehenden Feld-Militair in's Hospital, am 17ten Juli noch einer auf dem Marsche aus Riga hierher erkrankter Soldat, und am 23sten erst erkrankte der letzte hiesige Einwohner an der schwersten Form der ächten Cholera, und starb in 24 Stunden. An einem Tage erkrankten mehrere Fleischergesellen und Lehrlinge, an den folgenden Tagen noch einige, und dann keiner mehr; ebenso verhielt es sich mit den Bäckern. — In dem Grundrisse der Stadt Mitau habe ich alle Häuser, in welchen Menschen an der Cholera erkrankten, bezeichnet, und bei jedem Hause das Datum jeder darin Statt findenden Erkrankung bemerkt; dieser Grundrifs, nebst einer Charte Curlands, worin der Weg, den die Cholera genommen, verzeichnet ist, werde ich meinem einst öffentlich abzulegenden Berichte über die Verbreitung der Cholera in Curland beifügen, und dann wird Jeder, den dieser Gegenstand interessirt, sich durch eigene Ansicht von der Eigenthümlichkeit des Verbreitungsganges dieser Seuche an einem kleinen Orte überzeugen können. Ich bin es jedoch der Wahrheit und meinem Gewissen schuldig zu bemerken, dafs unter den 875 Menschen, die in Mitau an der Cholera erkrankten, kaum 50 völlig gesunde, starke, rüstige Menschen waren. Die erkrankenden Soldaten waren zur Hälfte abgelebte Invaliden; die Leute der Feld-Regimenter meistens junge, eben eingereihete Rekruten, von Heimweh geplagt, der Strapatzen der neuen Lebensweise noch nicht gewohnt. Die vom Civilstande Erkrankenden waren entweder Greise und Kinder oder Trunkenbolde, obdachlose Vagabonden, von Nahrungssorgen Geplagte, vielleicht gar Hungernde, durch vorhergehende Krankheit oder ausschweifende Lebensweise Geschwächte; in den höhern Ständen Leute mit zerrütteten Digestions-Organen, Hysterische, durch Kummer und Schmerz Gebeugte, besonders Furchtsame.

Wie bereits erwähnt, so ist der Verkehr zwischen Riga und Mitau und den angrenzenden Kreisen Curlands gewöhnlich sehr lebhaft, und war es zur Zeit des Ausbruchs der Cholera um so mehr, als die Schiffahrt und der Handel Riga's seit Jahren nicht so blühend waren, als nun; hunderte von Bauern und andern Einwohnern Curlands waren zu der Zeit des ersten allgemeinen heftigen Ausbruchs der Cholera in Riga, und unbekannt mit dem Uebel und seiner Verbreitung kehrten sie ohne irgend eine Vorkehrung in ihre Heimath zurück. Von diesen erkrankten viele; es wurden jedoch auf die erste Kunde hiervon durch die Policeibehörden und Gutsverwaltungen die zweckmäfsigsten Einrichtungen getroffen, um die Verbreitung der Krankheit zu verhüten, und dies gelang auch in den meisten Fällen so, dafs sie auf die zuerst Erkrankten beschränkt wurde, oder doch nur die nächsten Verwandten, Ehegatten, Aeltern, Kinder, Pfleger ergriff. Ein hiesiger Einwohner von gutem Stande war am 15ten Mai nach Riga gefahren; am 16ten Mai von dort zurückkehrend, wurde er nicht in Mitau hereingelassen, sondern genöthigt, vor der Stadt in dem Schneckenkruge Quarantaine zu halten. Dieser Mann erkrankte am 18ten Mai an der Cholera, und starb am 22sten Mai; ein Schneider, der ihn in der Krankheit gepflegt hatte, erkrankte 24sten Mai, und starb nach wenigen Stunden. Im Bauski'schen Kreise verbreitete sich die Seuche allgemeiner unter den Bauern mehrerer Güter, und zuletzt auch in der Stadt Bauske; da jedoch durch diesen Kreis einige Landstrafsen von Riga nach Litthauen führen, so kamen die Einwohner häufig in Berührung mit den hin- und herziehenden Truppen, und mit Haufen gefangener Insurgenten. Auch in der Stadt Bauske waren die ersten Cholerakranken Soldaten, die aus Riga kamen. Nach Aufhebung der Einschliefsung Mitau's wurde die Seuche in verschiedene Punkte des Mitau'schen Kreises verschleppt jedoch überall durch Einschliefsung der verseuchten Häuser und Trennung der Kranken von den Gesunden bald überwältigt. Interessant ist folgender Vorgang in drei zum Gute Grofs-Wüzzau gehörigen Bauerhöfen, die so nahe aneinander lie-

liegen, dafs ihre Gärten zusammenstofsen, und es keinem Zweifel unterliegt, dafs alle natürlichen, tellurischen und atmosphärischen Verhältnisse dieser Höfe, alle sozialen und häuslichen Lebensverhältnisse ihrer Bewohner durchaus die gleichen sind. In einem dieser Bauerhöfe brach die Cholera aus, unmittelbar nachdem einer der Einwohner aus Mitau, wo er im Hause eines Cholerakranken gewohnt hatte, krank heimgekehrt war. Der Mann starb schnell. Die davon unterrichtete Gutspolicei liefs diesen Bauerhof genau einschliefsen, und wandte besonders darauf die gröfste Sorgfalt, dafs zwischen ihm und den so nach belegenen beiden Bauerhöfen nicht die mindeste Gemeinschaft Statt fände. Dennoch hatte die Wirthin des zweiten Bauerhofes gewufst sich durchzuschleichen, und der Beerdigung des Verstorbenen beizuwohnen. Sie mufste nun in dem angesteckten Hofe bleiben, erkrankte bald und starb. Die Epidemie war so bösartig, dafs fast alle Einwohner des zuerst inficirten Bauerhofes nach und nach erkrankten, und 8 Menschen daselbst starben; in den beiden andern gesunden Bauerhöfen dagegen erkrankte auch nicht einer, selbst nicht mit den leisesten Symptomen der Cholera. Solche Fälle sind in Curland häufig beobachtet worden. Wie die Cholera nach Hasenpoth gekommen, habe ich in meinem frühern Schreiben angezeigt; ein Jude nämlich, der zur Zeit der in Mitau wüthenden Epidemie da gewesen, und sich heimlich in Hasenpoth eingeschlichen hatte, brachte seiner Frau ein in Mitau gekauftes, getragenes Tuch mit. Ob nun dieses Tuch der Träger des Giftes gewesen, oder der einige Tage später auf ähnliche heimliche

Weise aus Mitau zurückgekehrte Bruder des ersterwähnten Juden, dies lasse ich auf sich beruhen; die Frau des Juden war aber die erste in Hasenpoth an der Cholera erkrankende Person, und von ihr aus verbreitete sich die Krankheit in der Stadt. — Eine Lettische Frau besuchte zur Zeit als die Cholera noch in Hasenpoth herrschte, ihre Verwandten in einem drei Meilen von Hasenpoth gelegenen Bauerhofe. Bald nach ihrer Ankunft erkrankt sie, und stirbt auch bald; bald erkranken mehrere ihrer Verwandten und andere Bewohner des Bauerhofes mehr oder weniger heftig; der Bauerhof wurde aber gleich genau eingeschlossen, und die Seuche auf ihn allein beschränkt. Merkwürdig für die Geschichte der Sperrungsmethode sind die Vorgänge in Libau. Ein ebräischer Lohndiener, der mit Personen, die aus Polangen kamen, Verkehr hatte, erkrankte an der Cholera; bald nach ihm seine Schwiegermutter, hierauf seine Frau, und dann noch eine vierte Person. Alle wurden unverzüglich in das Cholerakrankenhaus gebracht und dieses streng eingeschlossen; drei starben, die Frau genas; die Seuche verbreitete sich nicht weiter. Dies geschah im Mai. Die Stadt wurde nun methodisch, besonders durch die Besatzung der auf der Rhede vor Libau liegenden kaiserlichen Eskadre bewacht, und Niemand, der aus einem verdächtigen Orte kam, hineingelassen. Am 22sten August und den nächstfolgenden Tagen erkrankten abermals schnell nacheinander 8 Personen in zwei entlegenen, am äufsersten Rande der Vorstadt befindlichen Häusern: Nachforschungen ergaben, dafs unter der Bauerschaft eines 2 Meilen entfernten Gutes die Cholera herrsche; man hatte daran gezweifelt, dafs es die ächte asiatische Cholera sei, und die Wohnungen der Bauern nicht gesperrt, sie auch in Libau zugelassen. Der Weg von jenem Gute nach Libau führte bei den Häusern vorbei, wo jetzt die Krankheit ausgebrochen war. Diese Häuser wurden nun eingeschlossen, und die Seuche abermals glücklich erstickt. Vom 3ten bis 5ten September erkrankten abermals einige Einwohner Libau's an einer Cholera, über deren Natur die Aerzte nicht übereinstimmend urtheilten. Doch wurden die Kranken isolirt, und es erkrankte bis zum 12ten September Niemand, dann kamen wieder einige zweifelhafte Kranke vor, und der weitere Gang der Sache ist noch nicht berichtet. — Von dem Grenzflecken Polangen aus, wo die Cholera heftig wüthete, wurde sie in verschiedene Theile Curlands verschleppt, jedoch überall durch zeitig angeordnete und streng ausgeführte Sperrungs-Maafsregeln glücklich unterdrückt. Unter andern wurde ein Haufen gefangener Insurgenten von Polangen nach Riga geführt. Sie übernachteten in dem Freidorfe Kurche Koenige in einigen Bauerhäusern. Tages darauf wurden diese Leute durch Goldingen gebracht; der dasige Kreisarzt bemerkte unter ihnen einen Menschen, dessen Zustand ihn frappirte, den er jedoch noch nicht wie später, als Vorbote der Cholera zu deuten wufste, da er die Cholera noch nicht gesehen hatte. Auf dem weitern Transporte erkrankte dieser Mensch so schwer, dafs er in dem Gute Kabillen einige Meilen von Goldingen zurückbleiben mufste, und auch in derselben Nacht unter den unverkennbaren Zeichen der Cholera starb. Einige Tage nach dem Aufenthalte der Insurgenten im Dorfe Kursche Koenige erkrankte dort plötzlich ein Wirth, in dessen Hause die Insurgenten übernachtet hatten. Er starb bald. Man veranstaltete eine grofse Beerdigung. Die Schwester des Verstorbenen, in einem entfernten Dorfe wohnhaft, kommt zu dieser Ceremonie; sie wirft sich auf den seit mehreren Tagen verstorbenen Bruder, und bedeckt ihn mit Küssen. Am nächsten Tage erkrankt sie und stirbt an der Cholera; bald erkranken mehrere der Gäste, und die Seuche verbreitet sich im Dorfe; von 11 Erkrankten starben 9. Das Dorf ward auf's genaueste eingeschlossen, und die Seuche verbreitete sich nicht weiter. Dieses Dorf hat eine sehr gesunde Lage in einer hohen, trockenen, stark cultivirten Gegend. In Tuckum, welches ebenfalls eine ausgezeichnet gesunde Lage hat, war die erste Cholerakranke eine Frau, deren Mann 8 Tage vorher aus Riga zurückgekehrt war. Dieser Mann war und blieb gesund; von seinem Hause aus aber verbreitete sich die Krankheit nachweisbar von Haus zu Haus, von Strafse zu Strafse. — Der Fall ist öfters vorgekommen, dafs Personen, die in einer verseuchten Stadt, oder in einem solchen Hause gewesen waren, gesund in ihre Heimath zurückkehrten und gesund blieben, dafs aber in ihrer nächsten Umgebung die Krankheit zuerst ausbrach, und sich dann weiter verbreitete, wenn ihr nicht Grenzen gesetzt wurden. — Im Illuxt'schen Kreise brach die Seuche an verschiedenen Punkten fast gleichzeitig aus. Ein aus dem Innern des Reichs nach Litthauen marschirendes Bataillon hinterliefs in den Flekken Illuxt und Subbath mehrere Cholerakranke; bald verbreitete sich die Seuche in den beiden Flecken, und von hieraus auf die Umgegend. Russische Bauern aus den innern Gouvernements, die mit Flöfsung von Holz beschäftigt waren (im Juni), badeten in der Badestube eines zum Gute Ellern gehörigen Dorfes. Nach einigen Tagen brach unter den Einwohnern dieses Dorfes die Cholera aus. Die Kriegsumstände gestatteten in jener Gegend nicht die mindeste Anwendung der in andern Theilen Curlands so heilsam befundenen Einschliefsungs-Maafsregeln. Und da die Bauern in dieser Gegend, abweichend von der in Curland fast allgemeinen Sitte, in Dörfern zusammenwohnen, so verbreitete die Krankheit sich hier mit reifsender Schnelligkeit im ganzen Kreise.

Dies ist ein treuer Bericht über die Verbreitung der Cholera in Curland. Ich erzähle nur Thatsachen, und unter diesen auch solche, die meiner Ansicht scheinbar entgegenstehen. Möge jeder aus diesem Berichte diejenigen Folgerungen machen, die zu machen ihm seine individuelle Ansicht, seine Bildungsstufe und Wahrheitsliebe gestatten. Was mich betrifft, so würde ich glauben, alle in der Pathologie recipirten und wohlbegründeten Begriffe über Contagion und Ansteckung zu verläugnen, wenn ich behaupten wollte, eine Krankheit, die sich auf die angegebene Art von Individuum zu Individuum, von Ort zu Ort verbreitet, sei nicht contagiös, und zwar blos deshalb, weil sie nicht alle Menschen befällt, die mit Cholerakranken in Verkehr kommen, weil an manchen Orten die Herkunft der Seuche nicht mit Bestimmtheit nachgewiesen werden konnte, und weil sie in einigen grofsen Städten im scheinbaren Widerspruche mit den gewöhnlichen Gesetzen der Verbreitung contagiöser Krankheiten, schnell eine grofse und allgemeine Verbreitung gewonnen hat. — In Bezug auf die erste Einwendung scheint mir der Fehler darin zu liegen, dafs man den Begriff einer ansteckenden Krankheit zu einseitig nach den von der verheerendsten aller Contagionen, der Pest, bekannten Beziehungen bildet. Aber selbst die Pest steckt nicht alle Menschen an, und ich kenne mehrere Officiere, die im letzten Türkenkriege häufig mit Pestkranken im genauesten Verkehr gestanden haben, ohne jemals auch nur die leiseste Anfechtung von der Pest zu erleiden. Ergreift denn irgend eine der bei uns einheimischen, gewöhnlich und unbedenklich sogenannten ansteckenden Krankheiten alle Individuen, die sich der Ansteckung aussetzen? Giebt es nicht viele Menschen, die niemals die Pocken, die Masern, den Scharlach gehabt haben, obgleich sie häufig Gelegenheit hatten, angesteckt zu werden, und diese Krankheiten gewissermaafsen eine Naturnothwendigkeit für uns geworden sind. Und kennt nicht jeder Arzt Individuen, die oft der nahen Ansteckung an dieser oder jener contagiösen Krankheit entgingen, und dann doch einmal angesteckt wurden! — Steckt selbst der contagiöse Typhus alle Menschen an, die mit Typhuskranken in Verkehr treten? Ich habe nebst einem Collegen Wochen lang täglich ein Hospital besucht, das mit einer grofsen Zahl am verderblichsten Gefängnifstyphus kranker Menschen überfüllt war, und wir haben aufser jeweiligem Ekel nicht die mindeste Anfechtung erfahren. Zu derselben

Zeit wurden eine grofse Zahl Gefangener aus dem Gefängnisse, in welchem der Typhus ausgebrochen war, gesund entlassen; obgleich die meisten dieser Leute für ihre Person gesund blieben, so brachten sie doch die Seuche überall in die Gegenden wo sie hinkamen, und diese gewann an vielen Orten eine bedenkliche Ausbreitung. Im Winter $18\frac{12}{13}$ sahen wir hier tausende französischer Kriegsgefangenen am ansteckenden Kriegestyphus leiden und sterben; die Bewohner der Krüge an der Landstrafse von Polangen bis Mitau, der an der Strafse und in ihrer Nähe belegenen Bauerhöfe wurden häufig angesteckt und starben, dennoch entgingen sehr Viele der Ansteckung, obgleich sie bei der Beherbergung und dem Transport der kranken Gefangenen vielfach in die innigste Berührung mit ihnen geriethen. Kein Arzt wurde damals angesteckt. Es ist daher nichts Befremdendes, wenn die Cholera auch *nicht alle, ja nur die wenigsten Menschen* ansteckt. Dennoch ist die Fahigkeit der Menschen, durch die Cholera angesteckt zu werden, nicht immer und überall so gering. Der geringen Contagiositat, die die Cholera in Moskau und Petersburg behauptete, steht die in einigen Theilen Curlands beobachtete starke Contagiosität entgegen. Denn im Illuxt'schen Kreise, der von 36000 Menschen bewohnt wird, erkrankten 2000, also der 18te Mensch; in Mitau erkrankte der 10te Mensch; in einigen Städten Polens und Litthauens war das Verhältnifs der Angesteckten noch gröfser. In dem hart an der curländischen Grenze belegenen, grofsentheils von Ebräern bewohnten, und 1800 Einwohner zahlenden litthauischen

Flecken Schagarren brach die Cholera in der Mitte des Juni aus. Man konnte der Seuche keine hemmende Maafsregel entgegenstellen. Sie verbreitete sich schnell über die Einwohner. Viele retteten sich durch die Flucht; dennoch erkrankten gegen 500 Menschen an der Cholera; von den Kranken starben 276, zu Ende des Juni erlosch die Seuche schon gänzlich. Hier erkrankte also der 4te Mensch, und starb der 7te. — Dafs die Herkunft der Seuche und ihre Verbreitung an manchen Orten nicht mit Evidenz hat nachgewiesen werden können, liegt gewifs häufig entweder an der Lauheit, oder an der vorgefafsten Ansicht der Untersuchenden, oder auch an der absichtlichen Verheimlichung von Seiten der Angehörigen derer, die zuerst erkrankt sind, und entweder unerlaubten Verkehr nicht gestehen wollen, oder aus irgend einem Grunde von der offenen Anzeige nachtheilige Folgen für sich besorgen. Ich habe verschiedentlich die Herkunft der Krankheit ermittelt, nachdem durch amtliche Berichte angezeigt war, die Untersuchung habe kein Resultat geliefert. Man mufs mit dem gemeinen Manne — und mit diesem hat man es in den meisten Fällen zu thun — umzugehen wissen, ihn nicht durch Drohungen und herrisches Wesen einschüchtern, sondern sein Herz durch freundliches Zureden öffnen, und ihm begreiflich machen, dafs eine ehrliche Anzeige ihm keinen Nachtheil, der guten Sache aber Nutzen bringen könne. — Was endlich die schnelle Verbreitung der Krankheit in einigen grofsen Städten betrifft, so habe ich schon meine Meinung abgegeben, dafs ich überhaupt grofse Städte mit einem lebhaften Menschenverkehr nicht für geeignet halte, den Verbreitungsgang ansteckender Krankheiten nachzuweisen. — Sind nicht tausend Möglichkeiten denkbar, wie ein oder ein Paar Angesteckte vor Entwickelung der Krankheit in eine solche Stadt kommen können? Gesetzt die Krankheit entwickele sich auch nur bei einem auf der Strafse: mit wie viel hunderten von Menschen kann nicht ein einziger solcher Kranker in einer der mit Menschen dicht bedeckten Strafsen Riga's (zur Zeit der Schiffahrt), St. Petersburgs und anderer grofser Handels- und Hauptstädte in einer Viertelstunde in Verbindung kommen, ehe er in ein Krankenhaus, oder in seine eigene Wohnung gebracht wird; unter diesen hunderten giebt es gewifs viele, die eine grofse Fähigkeit besitzen, von der Cholera angesteckt zu werden; diese begeben sich nach erlangter Ansteckung in die verschiedensten Theile der Stadt, wo sie nach 12 — 24 — 48 Stunden, vielleicht wieder zum Theil auf der Strafse erkranken, und dann wieder mit vielen Ansteckungsfähigen in Verbindung kommen. So wird das Räthsel der schnellen Verbreitung der Krankheit an grofsen Orten ganz natürlich gelöset. Hierbei ist noch in Erwägung zu ziehen, welche Ansichten man in einer solchen Stadt über die Ansteckungskraft der Cholera hegt, und welche Anstalten man gegen die Seuche getroffen hat; ferner, ob die natürliche Lage und andere Lokal-Verhältnisse, der stationäre oder temporäre Krankheits-Genius die Verbreitung der Cholera begünstigen oder beschränken. Wo man sich durch die Cholera überraschen läfst, wo man nicht bei Zeiten für die Unterbringung und Verpflegung der Kranken Sorge getragen hat, wo diese Stunden lang auf den Strafsen oder in ihren Wohnungen ohne Aufsicht und Hülfe verbleiben, wo man von der Nichtcontagiosität der Cholera ausgehend, oder sie als einen Schild aufnehmend, die Lokale, in welchen sich Cholerakranke befinden, nicht einschliefst und isolirt, wo man sich, wie in Schagarren und andern Orten, der Seuche völlig wehrlos unterwirft, da darf man sich nicht wundern, wenn nun viele Ansteckungsfähige plötzlich ergriffen werden, und die Seuche wie ein verheerendes Feuer um sich greift. Wo man aber alle Vorkehrungen vorher getroffen hat, wo kein Kranker unentdeckt bleiben kann, wo man alle Kranke, die nicht eine eigene, von ihnen allein benutzte, abgetheilte, und einer strengen Isolirung fähige Wohnung besitzen, und nicht die zweckmäfsige Krankenpflege zu hoffen haben, in Kranken-Anstalten bringt, und den Zutritt in letztere nur denen gestattet, die wirklich zur Wartung und Hülfe der Kranken hinkommen, allen Neugierigen aber verbietet, da verbreitet sich die Seuche langsam und gleichsam schrittweise, wie aus der Darstellung ihrer Verbreitung in Mitau hervorgeht, da kann man, wenigstens anfangs, ihren Uebergang von Individuum zu Individuum, von Haus zu Haus nachweisen. Da kann man selbst die wirklich ausgebrochene Seuche unterdrücken, wie in Liebau zweimal, und auf dem Lande in Curland häufig geschehen. Mitau s Lage, nur wenige Fufs über dem Spiegel der Ostsee, an einem seichten, versumpften Bache, in der Nähe eines mehr schleichenden als fliefsenden Flusses, der nasse Untergrund, die sumpfigen Umgebungen der Stadt, das schlechte

Wasser, die beschränkten Wohnungen der untern Klassen der Bevölkerung, die darin herrschende Unreinlichkeit, der Unrath in den Höfen dieser Wohnungen, dies sind gewifs Verhältnisse, die die Verbreitung einer Krankheit begünstigen müssen, welche in ihrem Vaterlande in ähnlichen Gegenden und unter ähnlichen Verhältnissen ihre Entstehung genommen hat. Endlich der herrschende Krankheits-Genius. In Curland herrscht im Allgemeinen der gastrisch-rheumatische Krankheits-Character, der demselben in den angrenzenden Ländern Europa's entsprechend, vor Jahren mehr in's nervöse, dann in's entzündliche tendirte, und jetzt immer mehr biliös wird. Das Wechselfieber hatte im Jahre 1830 bis spät in den Herbst hinein eine grofse Zahl von Einwohnern Curlands und namentlich Mitau's gepeinigt, und machte einem schleichenden, rheumatisch-biliösen Zustande Platz, der sich häufig durch freiwilliges Erbrechen und anhaltende Diarrhöen entschied. Zu der Zeit wüthete die Cholera in Moskau, und schon damals machte ich darauf aufmerksam, wie günstig die hier herrschende Krankheits-Constitution der Verbreitung der Cholera sein müfste. Im Frühlinge wurden wir von einer Art Influenza, einem rheumatisch-katarrhalischen Fieber überrascht, das plötzlich hunderte von Einwohnern ergriff, und rücksichtlich seiner Verbreitung das wahre Bild einer Epidemie erkennen liefs, denn in wenigen Tagen war diese Krankheit über ganz Curland verbreitet, in den Häusern der Reichen eben so allgemein, als in den Hütten der Armen. Ihrem Erlöschen folgte im April das Wechselfieber, mit vorwaltender Galle, gleichzeitig kamen viele remittirende, galligt-rheumatische

Fieber vor, häufig mit freiwilligem, galligtem Erbrechen und Durchfall (eine symptomatische Brechruhr). Nun näherte sich die Cholera; es brach die Insurrektion in Litthauen aus, welche als psychisches Moment hier in Betrachtung kommt; Aller Aufmerksamkeit wurde von dem eigenen körperlichen Befinden ab auf die Schritte der gefürchteten, kommenden Krankheit und die Unternehmungen eines verzweifelten Feindes gerichtet. Als nun die Kunde von dem Ausbruche der Cholera in Riga anlangte, und damit die gröfste Wahrscheinlichkeit eintrat, dafs sie auch Mitau heimsuchen werde, da wurden fast alle andere körperliche Leiden vergessen, selbst die Häufigkeit des Wechselfiebers verminderte sich, und die Apotheken waren nur mit Anfertigung von Verhütungs- und Heilmitteln der Cholera beschäftigt. Rheumatische Unterleibsschmerzen mit Diarrhöe und Erbrechen waren fast die einzige vorkommende Krankheitsform, und wurden schon jetzt bei Vielen genährt durch die auf die Verrichtungen des Unterleibes gerichtete Aufmerksamkeit. Nun langte die Cholera in Mitau an. Die wohlhabendern Einwohner, und besonders viele kränkliche Personen verliefsen die Stadt; minder wohlhabende zogen wenigstens in die benachbarten Bauerhöfe. Die Zurückbleibenden waren in grofser Spannung. Die ersten Kranken waren Soldaten, Arrestanten, Pfleglinge des Armen- und Siechenhauses, obdachlose Vagabunden und Trunkenbolde, die sämmtlich in die bereit gehaltenen Krankenhäuser gebracht wurden; bald erkrankten auch Personen höhern Standes, die in ihren Wohnungen verblieben, und daselbst isolirt wurden; als dies an 10 bis

20 Orten gleichzeitig geschah, da schien die Stadt mit einem Male wie von einem Pesthauche angeweht zu sein. Fast Jedermann, selbst Leute der untersten Klassen, die weder Furcht hegten, noch recht wufsten, was um sie her vorging, litten mehr oder weniger an gastrisch-nervösen Zufällen: fast Jeder hatte eine belegte Zunge; fast Jeder hatte über bittern oder faden Geschmack, Appetitlosigkeit, Schmerz und Unbehagligkeit in der Herzgrube, Poltern im Leibe, Diarrhöe, Schwindel, Ohrensausen und Befangenheit des Kopfes zu klagen; nicht Wenige hatten sogar krampfhaftes Ziehen in den Muskeln, besonders der Waden. Jetzt nahm die Diarrhöe leicht den Character der Cholera an, und ging durch die *Diarrhoea cholerica* häufig rasch in die schwerste Form der *Cholera exquisita* über. Diese Krankheit trat nicht selten in ihrer ganzen Heftigkeit auf, nachdem Leute, die an den obenerwähnten, geringen Zufällen gelitten hatten, sich Erkältungen aussetzten, Diätfehler begingen, heftige Gemüthsbewegungen hatten, oder sich einen Rausch anlegten: jetzt erlag Mancher der Ansteckung, der ihr Wochen lang rüstig widerstanden hatte. Aufserhalb Mitau's hatte Niemand diese Zufälle, und diejenigen, welche Mitau verliefsen, verloren sie einige Tage nach der Entfernung aus der Stadt, und befanden sich eine Meile von Mitau ganz vortrefflich. Als Niemand mehr da war, die Cholera zu bekommen, und die Seuche ihre Herrschaft verlor, da verloren sich auch allmälig diese Zufälle, und nun behaupteten die Wechselfieber wieder ihr Recht, auch trat die hier sonst so seltene Ruhr ziemlich häufig auf. — Dieses sind That-

sachen, welche durch die in Moskau, Riga und St. Petersburg gemachten Beobachtungen bestätigt werden. Möge sie Jeder zum Vortheil der Wissenschaft benutzen: was mich betrifft, so nöthigen sie mich zu der auch schon von andern aufgestellten Ansicht, dafs bei der allgemeinern Verbreitung der Epidemie in einer Stadt, und sobald erst mehrere Emanationsheerde des Contagiums in derselben vorhanden sind, das Contagium von der Luft aufgenommen, und in der ganzen Stadt verbreitet wird. Da nun alle Einwohner in diesem Luftmeere leben und athmen, so nehmen auch alle das Contagium in sich auf. Nun entstehen bei allen Einwohnern die oben geschilderten Zufälle, die bei allen gesunden, kräftigen und mäfsig lebenden Personen nur gelinde sind, und es so lange bleiben, als die Ausscheidung des in den Oganismus aufgenommenen Contagiums mit Leichtigkeit vor sich geht. Wenn aber diese Ausscheidung bei Kränklichen, Schwächlichen, oder sonst zur Krankheit Disponirten durch Erkältung, Diätfehler, mächtige psychische Eindrücke und andere Ursachen plötzlich unterbrochen wird, dann kann die Cholera selbst in ihrer vollendetsten Form auftreten, und schnell zum Tode führen, ohne dafs ein unmittelbarer Verkehr mit Cholerakranken Statt gefunden haben müfste.

Curland enthält eine Menge stehender Seen, Teiche, Sümpfe, Moräste und ausgedehnter Waldflächen, in vielen Gegenden sind daher die Wechselfieber fast endemisch, Diarhöen sind häufig, und selbst die sporadische Cholera ist nicht selten. In diesen Gegenden hätte sich bei der ungewöhnlich starken und anhaltenden Hitze und

Dürre dieses Sommers die orientalische Cholera entwikkeln könnte. Allein aufser in der Umgegend Mitau's, welche mit der Stadt eine gleich ungesunde Lage hat, kam in keiner dieser Sumpf-, Morast- und Waldgegenden die Cholera vor, und in der Umgegend Mitau's ist die Herkunft jedes einzelnen Cholerafalles genau nachgewiesen. Dagegen liegt der Illuxt'sche Kreis höher über dem Spiegel des Meeres als irgend ein anderer Theil Curlands, der Boden ist hügelig und trocken, es giebt zwar viele stehende Seen, aber keine Moräste und keine grofsen Wälder, seine Lage und natürliche Beschaffenheit ist in jeder Rücksicht der Gesundheit der Einwohner günstig, und diese wird selten durch Epidemie gestört. Dessenungeachtet erkrankten dort von 36000 Menschen 2000 an der Cholera, und fast keine Gemeine blieb von der Cholera verschont. Dort aber wohnen die Bauern gröfstentheils in Dörfern, im übrigen Curland in einzelnen zerstreut liegenden Höfen; dort konnte der Umstände wegen wenig oder nichts zur Abhaltung der Seuche geschehen, im übrigen Curland waren die Anstalten fast überall musterhaft. Dagegen war die Seuche im Illuxt'schen Kreise gutartig, es starb kein volles Drittheil der Erkrankten, in manchen Dörfern genasen fast alle Kranke, obgleich es in jenen Gegenden fast gänzlich an ärztlicher Hülfe fehlte, und Reibungen der erstarrten Glieder, von Ebräern ausgeführt, fast die einzigen versuchten Heilmittel waren; in Mitau starb, unerachtet der auch dem Niedrigsten im Volke gewissenhaft gewidmeten ärztlichen Kunst und reichlichen Verpflegung, mehr als die Hälfte der Kranken; in andern

Gegenden starben fast alle, und wenn die Seuche Gelegenheit gefunden hätte, sich über alle gleich beschaffene Theile des Landes zu verbreiten, so wäre die Verheerung furchtbar geworden.

Die angeführten Thatsachen liefern, glaube ich, den Beweis, dafs die orientalische Cholera wirklich anstekkend ist, wiewohl nicht alle Menschen, und dieselben nicht zu jeder Zeit in gleich hohem Grade die Fähigkeit haben, das Contagium in sich aufzunehmen, und die vollständige Krankheit in sich zu entwickeln; ferner, dafs die Cholera auch in unserm Klima in verschiedenen Graden der Intensität auftritt, je nachdem die örtliche Beschaffenheit und der herrschende Krankheits-Character sie in ihrer Entwickelung begünstigen oder beschränken. Sie machen es wahrscheinlich, dafs bei der allgemeinen Verbreitung der Epidemie in einer Stadt, wenn sich schon mehrere Brennpunkte (Emanationsheerde) der Seuche gebildet haben, das Contagium luftförmig in der ganzen Stadt verbreitet ist, (wobei ich es für jetzt unentschieden lassen will, ob das Contagium blos mechanisch in der Luft aufgelöst sei, oder durch eine Art von Zeugungsakt in derselben producirt werde), dafs aber dieser contagiöse Luftkreis in der Nähe dieser Emanationsheerde, d. h. in den Krankenhäusern und Privathäusern, in welchen einzelne Kranke liegen, oder wo nach und nach viele Menschen erkrankt sind, und in deren Nähe die gröfste Intensität hat, nach der Peripherie an Intensität verliert, sich nicht über die nächsten Umgebungen der Stadt verbreitet, und bei der Abnahme der Krankheit seine schädliche Beschaffenheit schnell

ver-

verliert. Sie machen es endlich erklärlich, wie Menschen, die in einem verseuchten Orte gewesen, ohne selbst krank zu sein, die Seuche in andere Orte, auf andere Menschen übertragen können, indem sie das in dem verseuchten Orte aufgenommene Contagium noch eine Zeit lang in sich reproduciren und ausscheiden, und nun im Conflikt mit Menschen, die eine grofse Anlage zu der Krankheit besitzen, dieselben anstecken.

Ich kann diesen Gegenstand nicht verlassen, ohne noch kürzlich einiger Verhältnisse zu erwähnen, die sich auf die Art und den Grad der Ansteckung beziehen. Erstlich mufs ich bekennen, dafs mir kein einziges gehörig constatirtes Beispiel bekannt ist, wo die Cholera durch Waaren oder andere Effecten, die nicht in genauem Contakt mit Cholerakranken waren, verbreitet worden wäre. Ferner scheint es mir, dafs die Ansteckung bei der Cholera ganz vorzüglich durch das Athemholen geschieht, dafs die Lungen das percipirende Organ sind, und von diesen aus das Nerven- und Blutsystem afficirt werden; dafs die Haut vorzüglich die Aufgabe hat, das im Organismus erzeugte Krankheitsproduct luftförmig auszuscheiden, nicht aber das Contagium aufzunehmen, und dem Organismus zuzuführen. Es ist mir daher beim Mangel positiver Erfahrungen sehr zweifelhaft, dafs selbst Effecten, die die Kranken in der Krankheit und selbst in der Todesstunde an sich hatten, die Ansteckung vermitteln können. Ich habe es nur zu oft gesehen, wie Ehegatten in der Krankheit das Bett mit einander theilten, wie die allmälig kühn, ja frech werdenden Krankenwärter sich in die noch warmen, mit dem Schweiſse der Cholerakranken getränkten Betten legten, ohne angesteckt zu werden; aller Verbote ungeachtet wurden die Kleidungsstücke, Wäsche, Betten der Kranken und Verstorbenen häufig von den Angehörigen benutzt; dennoch ist mir kein Fall bekannt, wo dadurch die Ansteckung verbreitet wäre. Ich vermuthe daher, daſs, wenn solche Effecten irgendwo die Ansteckung hervorgebracht haben, solches mehr den Ueberbringern derselben, als ihnen selbst zuzuschreiben sei, daſs endlich, wenn wirklich durch Hautabsorption eine Ansteckung vermittelt werden kann, dies äuſserst selten geschieht. Dieser subjectiven Ansicht ungeachtet würde ich es nie gestatten, daſs solche Effecten ohne vorhergängige Purifikation von Gesunden gebraucht würden; denn gewissenhafte Leute machen einen Unterschied zwischen subjectiver Ansicht und objectiver Thatsache. — Auffallend ist es hier gewesen, daſs viele Personen, welche die Leichen der an der Cholera Verstorbenen wuschen — was meistentheils gleich nach dem Tode geschah, und vor der gänzlichen Erstarrung — die Krankheit in der allerheftigsten Form bekamen, und meist starben; dagegen auch hier kein Fall bekannt geworden ist, daſs Leichenwärter und Todtengräber oder Aerzte, die sich mit der Zergliederung der Leichen beschäftigt hatten, erkrankt wären. — Dagegen gab auf dem Lande die Beerdigung der an der Cholera Verstorbenen in vielen Fällen die erste Veranlassung zur Verbreitung der Seuche unter die Nachbaren und Gäste.

Da ich nicht die Absicht habe, eine Streitschrift zu schreiben, sondern nur die in den Kreis meiner Beobachtung gekommenen Thatsachen zu berichten, so übergehe ich alle die bekannten Streitpunkte über die Contagiosität oder Nichtcontagiosität der Cholera, und zu deren Aufklärung, Bestätigung oder Beseitigung ich nichts Thatsächliches beizubringen habe.

Die angeführten Thatsachen erheischen nach meiner Ueberzeugung folgende practische Regulation für die Staatsverwaltung. Ist nämlich die Cholera ansteckend, durch Mittheilung von Menschen zu Menschen, so mufs sie auch gleich der Pest durch Cordons und Quarantäne abgehalten werden können. Dieser Satz ist in sich vollkommen richtig, ist aber durch die Praxis bis jetzt nicht bestätigt. In der That halte ich es für ein Ding der Unmöglichkeit, eine ganze grofse, ausgebreitete Landgrenze dermaafsen zu bewachen, dafs sich nicht Gewinnsüchtige und Bestechliche begegnen sollten, besonders wenn sich unter den Befehlenden solche befinden, die von der unglücklichen Lehre der Nichtcontagiosität angesteckt sind, also die Sache lau betreiben. Andererseits möchten auch die Kosten und Lasten einer Monate lang dauernden strengen Bewachung ausgedehnter Landgrenzen die Kräfte selbst eines wohlhabenden Staats übersteigen. Nur da wo ein Meer, breite Ströme, undurchdringliche Wälder, hohe Gebirge natürliche Grenzen bilden, da kann man die Anlage eines Sperrcordons versuchen, sich jedoch nur dann Erfolg versprechen, wenn man die Einwohner des Grenz-Districts von der Contagiosität der Cholera und der Nützlichkeit der Sperr-Anstalten überzeugt, und sie dafür enthusiasmirt hat; dann mufs aber auch jede Uebertretung des Cordons auf's strengste betraft werden. Nur auf diese Weise kann dem Hange zur Gemächlichkeit und der ungezügelten Gewinnsucht ein Gegengewicht gegeben werden. Ein Staat, eine Landschaft, die nicht natürliche Grenzen haben, die nicht im Stande sind, die moralischen Hebel allgemein in Bewegung zu setzen, können sich von den Cordons nichts versprechen. Dagegen ist die allerstrengste Einschliefsung derjenigen Häuser, Dörfer, Städte, in denen die Krankheit ausgebrochen ist, das unfehlbare Mittel, die Verbreitung derselben zu verhüten, vorausgesetzt, dafs die Einschliefsung vollkommen ist, und ohne alle Ausnahme gewissenhaft vollzogen wird und vollzogen werden kann, was freilich in Bezug auf grofse, stark bevölkerte Städte sehr in Frage zu stellen ist; eben deshalb mufs aber die Einschliefsung der angesteckten kleinen Ortschaften um so strenger sein, damit die Seuche nicht bis zu den grofsen Städten vordringen könne. Die Wege für Reisende müssen um einen solchen Ort herumgeführt werden. Niemand aus dem Orte dürfte gestattet werden, ihn zu verlassen, ohne an seiner äufsersten Peripherie eine mehrtägige Quarantäne abgehalten, und durchaus purificirte Kleidungsstücke angelegt zu haben. Die Einschliefsungslinie müfste nicht zu enge um den Ort gezogen werden, damit den gesunden Einwohnern die Gelegenheit nicht genommen werde, sich in der freien Luft aufserhalb der Stadt durch Spaziergänge zu erheitern, und gewissermaafsen zu desinficiren. Die ärmern Einwohner eines solchen Ortes müfsten von dem Staate oder der Gemeinde hinlänglich genährt und bekleidet werden, geräumige, trockene Wohnungen erhalten; man müfste nicht dulden, dafs Leute ohne Obdach in freier Luft schlafen. Die Schenken und Trinkhäuser müfsten geschlossen, alle Gelegenheiten zu zahlreichen Zusammenkünften vermieden werden. Uebrigens mufs die Lokal-Obrigkeit in einem solchen Orte den guten Muth der Einwohner zu beleben suchen, und selbst mit dem Beispiele der Furchtlosigkeit vorangehen. — Wird die Einschliefsung der angesteckten Orte vollständig und gewissenhaft vollzogen, so sind eigentlich keine weitere Vorsichtsmaafsregeln im Lande nöthig. Da aber dennoch, aller Sorgfalt der Obrigkeit ungeachtet, einzelne Einwohner von Gewinnsucht oder einem andern egoistischen Triebe verleitet, die Wachen überlisten könnten, so ist zu solchen Zeiten ein strenges Pafssystem unerläfslich. Alle aus verdächtigen Gegenden kommende Reisende müssen mit Pässen versehen sein, in denen täglich bemerkt wird, welche Orte sie betreten haben; Reisende, die dergleichen Pässe nicht haben, müssen zurückgewiesen werden. Hierbei sind jedoch alle Vexationen der Reisenden aufs strengste zu verbieten. — In der nähe einer inficirten Gegend müfste es den Einwohnern eines jeden Orts gestattet sein, unter Ober-Vormundschaft des Staates, und ohne den allgemeinen Verkehr zu sehr zu belästigen, diejenigen weiter gehenden Sicherungs-Maafsregeln anzuwenden, die sie zu ihrem Schutze der Lokalität nach zweckmäfsig und ausführbar finden würden. Eine jede Gemeinde hätte dann das zu viel oder zu wenig sich selbst beizumessen, und würde die Früchte ihres eigenen Eifers oder ihrer Fahrlässigkeit selbst erndten. Der Eifer und Scharfsinn einer ganzen Bevölkerung leistet unendlich mehr, als die Trägheit der Söldlinge zu leisten vermag. Mit Entzücken hat der Philanthrop in Curland gesehen, dafs die respectabelsten Einwohner aller Klassen sich unaufgefordert zur Bewachung ihrer Ortschaften vereinigten, und dafs Edelleute und angesehene Bürger selbst die Wachen bezogen; diesen ist es auch gelungen, die Seuche abzuhalten. — Was aber das ganze bedrohte Land anbetrifft, so bereite man sich überall auf die Möglichkeit vor, dafs die Cholera doch hinkommen und sich verbreiten könne. Man richte daher bei Zeiten überall der Volksmenge entsprechende Krankenhäuser ein; man statte diese mit aller Bequemlichkeit des Lebens aus, die der untere Mittelmann täglich geniefst, damit dieser nichts vermisse, die Leute vom untersten Stande aber mehr finden, als sie zu Hause gewohnt sind. Solche Hospitäler sollte man überall vor dem Ausbruche der Seuche zur Ansicht der Population offen halten, damit sie sehe, dafs und wie ihre Vorgesetzten für sie sorgen. Dann wird man gewifs nicht mehr gegen den Widerwillen des Volks, in die Krankenhäuser zu gehen, zu kämpfen haben, und gewaltsame Scenen vermeiden. Ferner belehre man das Volk über die Cholera und ihre Eigenthümlichkeit; man zeige ihm, wie die unordentliche Lebensweise, der es sich so gern hingiebt, die Möglichkeit der Erkrankung unendlich vermehrt, dafs dagegen Ordnung, Mäfsigkeit und Muth die besten Schutzmittel sind. Endlich sorge man dafür, dafs es der Menge nicht an Erwerb, den Erwerbsunfähigen nicht an reichlicher Unterstützung in Nahrung, Bekleidung und Wohnung gebreche; dies ist das beste Präservativmittel für ganze Gemeinden; man steile die Völlerei ab, man sorge für öffentliche Feste und andere Aufheiterungsmittel der Menge. Die wohlhabendern Mitbürger müssen zu dieser Zeit um ihres eigenen Vortheils willen freigebig gegen ihre Armen sein; denn der wohlbekleidete, wohlgenährte, mäfsige, kräftige und muthige Mensch hat wenig Anlage zur Cholera, wird demnach nicht so leicht angesteckt; auf die angegebene Weise wird die Masse des Zunders und seine Zündbarkeit selbst ungemein vermindert. Rückt endlich die Seuche so nahe, dafs sie unvermeidlich scheint, so bestimme man möglichst viele Einwohner, die Stadt zu verlassen, und sich auf dem Lande zu zerstreuen, jedoch nicht in die Dörfer, die wegen des engen Beisammenwohnens vieler Menschen und des gewöhnlichen Schmutzes noch gefährlicher sind als die Städte, sondern in einzelne Landhäuser; besonders entferne man alle Furchtsame, denn diese sind die erste Beute der Krankheit.

Die zweite an mich gerichtete Frage lautet: wie sich die Cholera in Curland geäufsert? Hierauf mufs ich erwiedern, dafs das Gesammtbild der hier beobachteten Krankheit nicht völlig dem von den englischen Aerzten entworfenen Bilde der Cholera, die in Asien beobachteten, gleicht. dafs sie selbst im transkaukasischen Rufsland anders aufgetreten zu sein scheint als hier. Da sich aber alle einzelnen Züge der dortigen

Krankheit hier wieder finden, so scheint es mir keinem Zweifel unterworfen zu sein, dafs unsere Krankheit mit der orientalischen Cholera dem Wesen nach übereinstimmt, und dafs nur die Erscheinungsform durch die Eigenthümlichkeit und Verschiedenheit der geographischen Breite und Länge unserer Länder und die physische Temperatur der Bewohner modificirt ist. Mit der Krankheit und dem Tode in vielfachen Formen vertraut, und ihn nicht fürchtend, schien es mir doch, ehe ich die Cholera aus eigener Anschauung kannte, schauderhaft, auf solche Weise sterben zu sollen! Heftig und schnelltödtend ist sie auch hier aufgetreten; zwischen den ersten deutlich erkennbaren Zufällen der Krankheit und dem Tode sind oft nur wenige Stunden verflossen. Allein es ist nicht dieses Bild der schauderhaften Leiden, das uns die fremden Schriftsteller aufgestellt haben; die Krämpfe sind weder so allgemein, noch so schmerzhaft, und das Wehegefühl in der Gegend der Herzgrube widersteht nicht ganz den zweckmäfsig gewählten Labungsmitteln. In den schwersten Fällen tritt meist sehr schnell bei vollem Bewufstsein eine stumpfe Gleichgültigkeit gegen den eigenen Zustand ein; die anfangs so lauten Klagen verstummen bald. Uebrigens giebt es sehr verschiedene Modifikationen und Stufen der Krankheit. Ich habe schon berichtet, wie an dem Orte, wo die Seuche allgemein herrscht, fast Niemand gefunden wird, der nicht an einzelnen Verstimmungen seines organischen Lebens litte, die mehr oder weniger den die Cholera ausmachenden Zufällen ähnlich sind; so auch beobachtet man in dem Laufe der Epidemie an einem und demselben

Orte zahllose Uebergangsstufen aus den leichtern in die schwersten Formen, so dafs es dem Arzte oft schwer wird zu bestimmen, ob in gewissen Fällen die Cholera schon specifisch entwickelt sei, oder nur das Allgemeinleiden der *Constitutio cholerica* Statt finde? — Die sorgfältige Beobachtung von mehr als 800 Cholerakranken, und unter diesen solcher, die vom ersten Beginn der Krankheit an unter ärztlicher Beobachtung standen, und wo der Verlauf der Krankheit durch kein eingreifendes Verfahren zerstört wurde, hat uns mit den natürlichen Krisen der Krankheit bekannt gemacht, und uns die grofse Zahl von Symptomen, die bei der Cholera vorzukommen pflegen, zu würdigen, und diejenigen zu bestimmen gelehrt, die pathognomischen Werth haben. Als die wichtigste und glücklichste aller Krisen, stellt sich der duftende warme Schweifs dar; ohne solchen Schweifs geneset keiner; nächst dem Schweifse ist im Verlaufe der Krankheit die angenehmste kritische Erscheinung das Auftreten der Galle in den Auswurfsstoffen; durch die Wiederherstellung der Urinabsonderung wird aber die Genesung des Patienten völlig versichert. Unter den pathognomonischen Zeichen stehen oben an: das eigenthümliche Zusammenfallen (*Collapsus*) des Antlitzes, und die Ausleerung einer der Reifsabkochung ähnlichen Flüssigkeit durch den Mund und After, oder auf einem dieser Wege; diesen folgen rücksichtlich der Allgemeinheit: der unterdrückte Puls, der plötzliche Verfall der Kräfte, die unterbrochene Absonderung des Urins, tonische Krämpfe der Muskeln, und eine eigenthümlich entstellte, schwache und heisere

Stimme (*Vox cholerica*). Es giebt jedoch auch Fälle, in denen nur *Collapsus* und Krämpfe (gewöhnlich *Opisthotonus*) die Hauptzüge der Krankheit machen, und keine Ausleerungen weder nach oben noch nach unten Statt finden; diese Fälle sind die gefährlichsten. Die leichteste eigenthümliche Form der Cholera, die *Diarrhoea cholerica* zeichnet sich nur durch *Collapsus* und Durchfall der dem Reifs-Decocte ähnlichen Flüssigkeit aus; die andern Zufälle sind dabei untergeordnete, und wenn sie sich sämmtlich einfinden, ist die vollendete Cholera da. Es würde zu weit führen, hier die selbstständigern Formen der Cholera genau characterisiren zu wollen; nur dies mufs bemerkt werden, dafs bei uns ungleich häufiger Complicationen und Uebergänge der Krankheit vorgekommen sind, als solches von den frühern Schriftstellern bemerkt ist. Diese Zufälle erschwerten die ärztliche Behandlung unendlich, brachten die Kranken nur zu oft in Gefahr und tödteten sie, nachdem der erste Sturm glücklich überwunden war. Die Mehrzahl der schwierigern Fälle, ja selbst solche, die anfangs gutartig verliefen, machten solche Uebergänge, die man nicht mit Unrecht als das Uebermaafs der Reaktion des Organismus gegen die Krankheit ansehen konnte, und theils durch die Constitution und Lebensweise der Patienten, theils durch die angewandte Heilmethode motivirt wurden. Diese Uebergänge waren vornämlich: entzündliche Reizung des Hirns, wirkliche Hirnentzündung, bei Säufern *Delirium tremens*, eine wahre *Febris nervosa stupida*, entzündliche Reizung, und selbst Entzündung des Magens, des Zwölffingerdarms, und der übrigen Därme und grofsen Eingeweide der Unterleibes. — Allgemein war die Seuche in ihrem ersten Auftreten am verderblichsten; dann nahm sie an Bösartigkeit ab, und wurde gelinder; die Krankheit verlief nicht so stürmisch; die Heilkraft der Natur trat hervor, und durch alle Methoden, die nicht zu gewaltsam in's organische Leben eingriffen, wurden viele Kranke geheilt. Je nachdem die Seuche in der topischen Beschaffenheit des Ortes und in dem Gesundheitszustande der Bewohner eine bereitwillige Aufnahme oder einen ungünstigen Boden fand, verlief sie an einem Orte bösartig oder gutartig: doch kamen auch dort gutartige und hier bösartige Fälle vor. Es gab Orte, wo fast alle Cholerakranke genasen, und andere, wo fast alle starben; dort und hier war die Heilmethode fast dieselbe, dort und hier verlief die Krankheit in vielen Fällen bis zur Genesung oder bis zum Tode ohne alle oder bei einer blos negativen Kunsthülfe, so dafs man also nicht sagen kann, dort habe eine zweckmäfsige Heilmethode das glückliche, hier eine entgegengesetzte das ungünstige Resultat geliefert. Hier in Mitau war die Seuche sehr bösartig, anfangs starben fast $\frac{4}{5}$ aller Erkrankten, später genasen $\frac{3}{4}$. Doch wurden bis an das Ende der Epidemie einzelne höchst bösartige Fälle beobachtet, und der letzte Kranke, den wir hier hatten, erlag eben so schwer als die Opfer der ersten Tage, und starb in 20 Stunden.

Die dritte Frage betrifft die hier angewandte Heilmethode. — Ehe wir die Krankheit aus eigener Anschauung kennen gelernt hatten, waren wir entschlossen, die von den englischen Aerzten in Indien so sehr empfohlene Methode auch hier zu versuchen, übrigens aber uns an keine specifische Methode zu binden, sondern nach den Regeln einer verständigen Therapie die Krankheit genau zu beobachten, wo möglich zu erspähen, auf welchem Wege die Natur selbst in günstigen Fällen die Heilung übernimmt, und den Winken dieser grofsen Meisterin zu folgen. Das aus Moskau verbreitete Gerücht, dafs die englische Methode sich dort nicht so heilsam bewährt habe, als die Versprechungen ihrer Verbreiter erwarten liefsen, ermahnte uns zu um so gröfserer Behutsamkeit. Als wir nun selbst die Krankheit zu beobachten bekamen, sank uns völlig der Muth, diese Methode anzuwenden, denn es schien uns gegen alle Grundsätze der Therapie, eine Krankheit, die aus einem solchen Vereine von Erscheinungen bestand, wie die Cholera uns jetzt darbot, mit Aderlässen, *Calomel* und *Opium* zu behandeln. Dieses Sträubens unerachtet wurde diese Methode anfangs versucht; da sie aber fast nur zu unglücklichen Resultaten führte, bald verlassen. Vom Aderlasse konnte in den meisten Fällen gar keine Anwendung gemacht werden, da das Blut selbst aus grofsen Aderöffnungen nicht zum Fliefsen zu bringen war; flofs es aber auch wirklich, so schien dadurch die tödtliche Schwäche vermehrt, und die letzte Katastrophe beschleunigt zu werden. Im weitern Verlaufe der Epidemie, als bei den Befallenen nicht gleich anfangs alle Functionen gelähmt waren, fand auch der Aderlafs im Stadio der Vorboten und im ersten Anfange der Krankheit bei athletischen, vollblütigen Constitutionen nicht selten seinen zweckmäſsigen Platz zur Abkürzung des Anfalls und zur Verhütung bedenklicher Complicationen und Reactionen. Das *Calomel* war in den schweren Fällen der Cholera ganz nutzlos, indem der Magen und die innere Darmfläche darauf gar nicht reagirten, man mochte ihn in Gran- oder Scrupeldosen reichen. In der leichtern Form der Cholera, wo die Reizbarkeit des Magens und seiner Nervengeflechte offenbar erhöht ist, wäre es tollkühn gewesen, das *Calomel* in groſsen Dosen zu geben; kleine Dosen wirkten jedoch recht vortheilhaft. Noch weniger konnte man sich entschlieſsen, das *Opium* in groſsen Dosen anzuwenden; da die zu behandelnde Krankheit in vielen Zügen eine so auffallende Aehnlichkeit mit dem auf übergroſse Dosen des Opiums u. s. w. folgenden Vergiftungszustand darbot. Die warmen Bäder, von denen man besonders in der Astrachanschen Epidemie so günstige Erfolge gesehen hatte, leisteten etwas, jedoch wurden die Kranken häufig dadurch sehr angegriffen. Die von Tilesius so laut empfohlenen Kalibäder, welche, theoretisch angesehen, viel für sich haben, brachten ungleich mehr Nachtheile als Vortheile, und wir unterlieſsen sie bald gänzlich; es schien uns, daſs die Kranken dadurch ungemein aufgeregt wurden, und einige Kranken entrissen sich mit der letzten Anstrengung ihrer Kräfte den Wärtern, um aus dem Bade zu kommen; andere starben, unmittelbar nachdem man sie aus dem Bade genommen hatte. Günstiger wirkten die Dampfbäder, besonders die Essigdampfbäder, jedoch mehr in dem zweiten Stadio der Seuche, als sie bereits an Intensität verloren hatte; zu dieser Zeit reichten öfters ein Dampfbad und ein Paar Tassen heifsen aromatischen Thee hin, die ganze Krankheit zu beseitigen. Am günstigsten wirkt in allen Perioden der Seuche das anhaltende Frottiren der erstarrten Glieder mit reizenden spirituösen Flüssigkeiten, und das Warmerhalten derselben mit Wärmeflaschen. Der grofse Verfall der Lebenskräfte, die Hemmung des Blutumlaufes geboten die Anwendung solcher Mittel, die den Blutumlauf anzufachen, und das weitere Sinken der Lebenskräfte zu verhüten im Stande waren. Wir reichten daher die *Valeriana*, die *Serpentaria*, besonders die *Angelica*, den *Campher*, den *Liquor Mindereri*, den *Liquor cornu cervi succinatus*, die Aetherarten, belegten die Oberbauchgegend mit scharfem Senfteig, die Unterbauchgegend mit warmen Umschlägen einer Mischung von Essig und Kampherspiritus, oder mit Säckchen mit gewärmten, trockenen Kräutern, verbanden damit das anhaltende Frottiren der Glieder, und belegten sie, wenn das Frottiren eingestellt wurde, mit Wärmeflaschen oder Säckchen gewärmter Kleien. Wir bemerkten, dafs unter der Anwendung dieser Mittel häufiger als bei der Anwenwendung des *Calomels* ein duftender Schweifs eintrat, und mit ihm der heftige Sturm sich legte. Durch diese Methode wurden zur Zeit der Bösartigkeit der Seuche, d. h. in den ersten Wochen ihres Regiments, verhältnifsmäfsig mehr Kranke gerettet, als durch irgend eine andere Methode. Nur durfte man sie nicht zu lange fortsetzen, weil sonst leicht ein Uebergang in entzündliche Formen herbeigeführt wurde. Als wir Gelegenheit hatten, weniger schwere Fälle der Cholera zu beobachten, wo gar keine oder nur indifferente Mittel gegeben wurden; wo die Natur in ihren Heilbestrebungen weder gestört noch unterstützt wurde, bemerkten wir, dafs das günstigste Ereignifs im Verlaufe eines Cholera-Anfalles ein warmer, duftender Schweifs war; trat dieser ein, und wurde er durch kein widriges Ereignifs unterdrückt, so zeigte sich bald auch etwas Galligtes in den durch den Mund und After ausgeworfenen Stoffen, das Erbrechen und die Diarrhöe wurden seltener, der Puls hob sich, die Krämpfe liefsen nach, und die so lange unterdrückt gewesene Harnabsonderung stellte sich wieder her. Im weitern Verlaufe der Epidemie waren viele Kranken, nachdem sie geschwitzt und geschlafen hatten, in voller Reconvalescenz. Die einzige Beschwerde, die dann gewöhnlich folgte, war eine andauernde Stuhlverhaltung, zu deren Beseitigung sich *Oleum ricini* am vertheilhaftesten bewies; jedoch wurde auch Rhabarber mit gutem Erfolge angewandt. — Diese Beobachtung des Weges, auf dem die Natur selbst die Cholera heilt, und der kritischen Bestrebungen, die sie zu diesem Zwecke macht, bestärkte uns in der Anwendung der nach allgemeinen Indikationen entworfenen Heilmethode. Demnach wurde in der schweren Form der Cholera (die man nach der schwarzblauen Färbung des Gesichts und der Extremitäten die schwarze, wegen der Lähmung aller Lebensfunctionen die paralytische Choleraform nennen könnte) der Kampher das Hauptmittel. Es wurde in Dosen zu 1 — 2 — 3 Gran alle 1 — 2 Stunden in Pulverform oder schicklichen Vehikeln mit den oben erwähnten *Nervinis* und *Diaphoreticis* gegeben; dabei wurde das Reiben und Erwärmen der Glieder eifrig betrieben, Sinapismen mit $\frac{1}{4}$ türkischen Pfeffers geschärft auf die obere Bauchgegend gelegt, und jeweilen eine halbe Tasse eines aromatischen Thees mit Salep-, Hafergrütz- oder Leinsaamenschleim gereicht. Personen, die an den Genufs des Weins oder Branntweins gewöhnt waren, erhielten solchen in kleinen Portionen; Caffeetrinker wurden durch etwas guten Caffee unbeschreiblich erquickt, und manchem unrettbar dahin Sterbenden die letzten Lebensmomente durch Caffee erleichtert. — In den gelindern Fällen der Cholera waren der Campher und die stärkern *Nervina* nicht indicirt, und ihre Anwendung brachte Nachtheil. Hier, wo der Puls zwar unterdrückt, jedoch noch fühlbar war, wo die Extremitäten zwar kalt, jedoch nicht eisig, die Zunge noch warm war, die Krämpfe nur die Zehen und Finger einnahmen, die *Regio epigastrica* eingezogen und schmerzhaft, überhaupt mehr ein gereizter, dem Entzündlichen sich nähernder Zustand vorhanden war, leisteten Blutegel, in diese Gegend applicirt (bei Vollblütigen selbst kleine Aderlässe), ausgebreitete, geschärfte Sinapismen, Cataplasmen auf den Bauch, Frottiren der Glieder, besonders der Füfse und Einwickelung derselben in erwärmte wollene Tücher, ferner *Calomel* zu 1 — 2 — 3 Gr. mit $\frac{1}{4}$—$\frac{1}{2}$ Gr. *Opium* alle 1 — 2 Stunden, dazwischen Emulsionen von Mohnsaamen, eben gemolkene süfse Kuhmilch u. a. alles Erwünschte. Später wurde in solchen Fällen das *Magisterium Bismuthi* mit ausgezeichnetem Erfolge angewandt, manchmal auch

den

den Umständen nach mit *Calomel* in Verbindung. — Wir waren ungefähr in der Mitte unserer Epidemie als das *Magisterium Bismuthi* als Specificum gegen die Cholera angekündigt wurde. Die unbedingte Empfehlung dieses Mittels, die Versicherung, daſs seit und bei seiner Unwendung Niemand mehr an der Cholera gestorben sei, muſste schon ein sehr gerechtes Miſstrauen bei allen Aerzten erregen, die die bösartige Form der Cholera aus eigener Anschauung kannten. Dieses Miſstrauen wurde durch den Erfolg nur gar zu sehr gerechtfertigt. In den schweren (paralytischen) Formen der Cholera leistete das neue Mittel gar nichts, denn die Patienten starben selbst bei dessen zeitiger Anwendung eben so häufig, als wenn sie gar nichts bekamen, und häufiger als bei der Anwendung des Camphers. In den weniger schweren Fällen der Cholera brachte das *Magesterium Bismuthi* den Vortheil, daſs es die manchmal ungemein groſse Häufigkeit der Ausleerungen nach oben und unten beschränkte; wir gaben es daher manchmal in Verbindung mit dem Campher mit Nutzen in solchen Fällen der paralytischen Cholera, wo die Ausleerungen übermäſsig häufig, dei *Regio epigastrica* eingezogen und ganz besonders schmerzhaft war. In derjenigen Modifikation der Cholera aber, die mehr oder weniger einer entzündlichen *Cardialgia* glich, und in der bloſsen choleraartigen Diarrhöe hatte das Mittel ausgezeichnete Wirkungen. Diese letztere Form der Cholera war die einzige, die den Gebrauch des *Opiums* in gröſsern Dosen (jedoch nicht über 3 — 4 Gran in 24 Stunden) zulieſs, und selbst verlangte; es wurde innerlich in Emulsionen nach den Umständen mit Zusätzen von Campher, *Angelica*, *Liquor Minder.*, *Liqu. cornu cervi succin.* und mit schleimigen Getränken gegeben, auch in Verbindung mit *Amylum* oder Saleplösung in Clystiren. Jedoch durfte der Gebrauch des *Opiums* nicht bis zur gänzlichen Unterdrückung der Stuhlausleerungen fortgesetzt werden, widrigenfalls leicht unangenehme Folgen entstanden.

Es ist eine unverbrüchliche Regel bei der Behandlung aller Cholerafälle, die gelindesten nicht ausgenommen, den Patienten bis zur vollen Reconvalescenz nicht aus dem Bette zu lassen. Wir haben öfters die traurige Erfahrung gemacht, dafs Patienten sich während des schönsten duftenden, kritischen Schweifses unvorsichtigerweise erkälteten. Plötzlich trat dann wieder Kälte ein, das Blut stockte auf der Oberfläche des Körpers, die Augen sanken wieder in ihre Höhlen zurück, das Gesicht und die Hände wurden wieder blau u. s. w., ein solcher schwerer Rückfall tödtete dann meistens rettungslos. — Was das Getränk anbetrifft, so verlangen alle Kranke laut und ungestüm nach kaltem Wasser. In der ersten Zeit scheueten wir uns, diesem Verlangen zu willfahren, da die Practiker vor uns so sehr dagegen warnen. Wir entdeckten aber bald, dafs manche Kranke, ungeachtet unsers Verbots, sich kaltes Wasser zu verschaffen gewufst hatten, und dafs von dessen Genufs kein Nachtheil entstand, vorausgesetzt, dafs die Menge des Wassers nicht zu grofs war. Wir erlaubten daher später den Genufs des kalten Wassers zu 2 bis 3 Efslöffeln voll auf einmal, und die meisten Kranken fühlten sich dadurch unbeschreiblich erquickt. Andere wurden durch Milch ungemein gelabt. Zum gewöhnlichen Getränk wurde eine Reifsabkochung, Hafergrütz- oder Salepschleim gereicht. Personen, die an den Genufs geistiger Getränke gewöhnt waren, bekamen manchmal Wein mit Wasser, etwas Bier, ja einige sogar Branntwein mit Wasser oder Thee. Die warmen aromatischen Getränke wurden im spätern Verlaufe der Epidemie nur selten als mehr medicinische Hülfsmittel gereicht.

Wie in allen schweren Krankheiten, so ist es auch in der Cholera erlaubt und nothwendig, manchmal schwere Symptome besonders zu berücksichtigen, und daher symptomatisch zu verfahren. Eins der lästigsten Symptome ist das bei manchen Kranken nicht aufhörende Erbrechen, welches nach gänzlicher Entleerung des Magens in ein blofses Würgen übergeht, und verbunden mit einem unlöschbaren Durst, und einer brennenden Empfindung im Magen ein unbeschreibliches Angstgefühl verursacht. Hier nützt öfters das *Magist. Bismuthi*, die *Magnesia*, frische, noch thierwarme Kuhmilch zu 1—2 Efslöffeln voll, kaltes Wasser in ganz kleinen Portionen. Die warmen Getränke vermehren den Ekel; Milch und kaltes Wasser vermindern ihn auffallend. Auch wurden besonders in solchen Fällen Leuten, die daran gewöhnt waren, die oben erwähnten geistigen Getränke mit Nuzzen gegeben. Scharfe Senfteige auf die Magengegend, und selbst Blutegel verschafften in solchen Fällen manchmal Hülfe. — Den heftigen Durchfall zu beschränken, wurde verschiedentlich *Opium*, sowohl innerlich als in

Clystiren, *Nux vomica*, die Adstringentien u. s. w., doch meistens ohne Erfolg angewandt, wenn nicht die ganze Krankheit eine günstigere Wendung nahm; am nützlichsten schien auch gegen dieses Symptom das *Magist. Bismuthi* zu wirken. Ungleich gefährlicher aber als ein Uebermaaſs des Erbrechens und der Diarrhöe erwies sich das gänzliche Stocken der Ausleerungen. Am gefährlichsten waren die Fälle der Cholera, wo es bei andern schweren Zufällen, besonders heftigen Krämpfen, an Erbrechen und Diarrhöe gänzlich fehlte; gefährlich diejenigen, wo heftiges Erbrechen und Laxiren plötzlich und ohne kritische Erscheinungen nachlieſsen. In einem solchen Falle habe ich den Brechweinstein in groſsen Dosen mit Vortheil gegeben, andere Aerzte wandten das *Calomel* an.

Dies ist die Skizze der in Mitau angewandten Heilmethode gegen den Anfall oder das stürmische Stadium der Cholera. Aerzte in andern Gegenden Curlands haben eine ähnliche Heilmethode angewandt; andere rühmen die guten Wirkungen des Aderlasses, des *Calomels*, des *Opiums*, des Wiſsmuths, der Bäder u. s. w. Auffallend sind die guten Erfolge, welche die Ebräer in Jacobstadt, im Illuxt'schen Kreise und in den benachbarten Gouvernements von ihrer Methode gehabt haben, die einzig und allein in Herbeiführung der Hautkrise durch unablässiges Frottiren des Körpers und durch Darreichung warmer aromatischer Getränke besteht. Die industriösen Juden wanderten Quadrilleweise von Haus zu Haus, und frottirten Jeden, der über Uebelkeiten und Herzgespann klagte. So gewiſs es indessen ist, daſs sie Manchen frottirten und angeblich heilten, der nicht die Cholera hatte, so ist es doch auch unzweifelhaft, dafs ihr Verfahren nicht nur in den leichten, sondern auch in den schwereren Fällen mit gutem Erfolg angewendet worden, und daher aller Beachtung werth ist.

Durch das Vorgetragene dürfte der alte Grundsatz aller vorurtheilsfreien, ächt Hippokratischen Aerzte neue Bestätigung erhalten, dafs es ein eitles Bestreben sei, gegen akute Krankheiten specifische Heilmittel zu suchen, und dafs die Kunst des Arztes in diesen Krankheiten vielmehr darauf beschränkt sei, den Gang der Natur in der spontanen Entwickelung ihrer Heilkraft zu erspähen, diesen Gang nachzuahmen, und die natürlichen Krisen der Krankheit nach den Umständen hervorzurufen, zu befördern oder zu beschränken; es dürfte einleuchten, dafs die Cholera, wie andere Epidemieen, an jedem Orte eine Modifikation der Behandlung verlangt, ja dafs sie in ihrem natürlichen Laufe an jedem Orte allmälig Modifikationen erleidet, die modificirend auf die Behandlung zurückwirken müssen, dafs mithin keine besondere, und für alle Fälle gültige Heilmethode vorgeschrieben werden kann, dafs vielmehr die Aerzte eines jeden Landes und Ortes die zur Zeit vortheilhafteste Behandlungsart der Epidemie mit treuem Sinne der Natur ablauschen, und sie gewissermaafsen erfinden müssen.

Gilt dies schon von der Behandlung des eigentlichen Choleraanfalles, so gilt es noch mehr von der Behandlung der mannigfachen Complikationen, Reactions- und Nachkrankheiten, die die Cholera in unsern Klimaten so gern macht; hier hat der Beobachtungs- und

Erfindungsgeist des Arztes das weiteste Feld. Denn obgleich auch diese nun auftretenden Zufälle mit genauer Berücksichtigung der Individualität des Kranken nach den Regeln der Therapie behandelt werden müssen, so erhalten sie doch durch die Beziehung, in der sie zu der Cholera stehen, eine besondere Bedeutung, und verlangen demgemäfs eine modificirte Behandlung. In den glücklichen Fällen einer gelind verlaufenden Cholera tritt die Reaction in normaler Weise auf, d. h. sie ist mäfsig, und erheischt dann keine Kunsthülfe. Ruhe, Schlaf, vorsichtige Darreichung milder, reizloser Speisen sind hinreichend, um die Harmonie der Functionen völlig wieder herzustellen. In den schweren, ernsten Fällen der Cholera ist es aber anders. Nach der totalen Unterdrückung der Cirkulation wird diese wieder hergestellt, das entmischt gewesene Blut wird reorganisirt, die paralysirten Gefäfse können dem andringenden Strome nicht hinreichenden Widerstand leisten, es entstehen Congestionen nach den mehr oder weniger edlen Eingeweiden, die gar zu leicht in Entzündungen und Apoplexieen, oder in Lähmungen und Sopor übergehen, wobei natürlich die Constitution des Kranken und die angewandte Heilmethode von grofser Bedeutung sind. Diese Beobachtung enthält für den Arzt die Warnung, bei Behandlung des stürmischen Stadiums die heilsamen Krisen mit gröfster Vorsicht zu leiten, die Darreichung der reizenden Arzneimittel nach geschehener Einleitung der Hautkrise zu beschränken, und schon jetzt den möglichen Nachkrankheiten entgegenzugehen. Unerachtet dieser Vorsicht, ja öfters selbst in Fällen, wo in dem paralytischen

Stadio der Krankheit gar keine ärztliche Behandlung Statt gefunden hat, und der Anfall nur durch die Naturhülfe bekämpft ist, treten nach kurzer Erleichterung des Kranken neue bedenkliche Zufälle ein, die wenigstens zu Anfange den Character der Congestion, Irritation, Entzündung haben; der Puls wird hart, das Gesicht röthet sich, der Kranke klagt über Benommenheit des Kopfes und selbst Kopfschmerz, man sieht das heftige Schlagen der Arterien am Kopfe; oder aber der Kranke klagt über heftigen Schmerz in der Magengegend, einen Schmerz, der durch äufsern Druck vermehrt wird, selten über Schmerz in den Hypochondrien oder der Brust; die Zunge ist roth und trocken, oder braun und rissig; die bereits eingeleitet gewesene Urinabsonderung stockt abermals u. s. w. In diesem Zeitpunkte der Krankheit finden zwei Mittel ihre Anwendung, die in der englisch-ostindischen Therapie der Cholera gleich zu Anfange in Gebrauch gezogen werden, der Aderlafs und das *Calomel.* Der Aderlafs wirkt oft einem Zauber ähnlich, nur mufs er ganz *a tempo* gemacht werden, d. h. in dem Augenblicke, wo der Orgasmus des Bluts die Höhe der Entzündung erreicht, und proportional zu der Constitution des Kranken. Es kann nöthig sein, die Wirkung des Aderlasses durch zahlreiche Blutegel an den Kopf, auf die Magengegend oder den Unterleib zu unterstützen, auch wohl den Aderlafs zu wiederholen. Kalte Umschläge auf den Kopf sind bei der heftigen Congestion dahin von grofsem Nutzen. — Das *Calomel* wird nach verschiedenen Indikationen verschieden angewendet. Ist gleichzeitig, wie gewöhnlich, der Leib verstopft, so wird es als Abführmittel in grofsen Gaben zu 10 — 15 — 20 Gran ein, zwei bis drei Mal nach einander, in Intervallen von 2 bis 4 Stunden, gereicht, und ein Efslöffel voll *Oleum ricini* nachgegeben. Ist keine Leibesverstopfung zugegen, so ist es vortheilhafter, das *Calomel* in kleinen Gaben etwa zu 2 Gran alle 2 Stunden zu reichen, und Oel-Emulsionen, manchmal sogar *Nitrum* dazwischen zu geben. — In weniger heftigen Fällen, wo nur mäfsige Congestionen, besonders nach dem Magen oder den Organen der Brust bemerkt wurden, oder wo im Allgemeinen das arterielle System der Sitz der Reizung und Congestion war, ohne dafs solche sich in einem besondern Organe reflectirte, entsprach die Haller'sche Säure dem Heilzwecke am besten. — Die Behandlung der Nachkrankheiten mit diesem mehr synochischen, erethischen Character ist für den Arzt meistentheils sehr belohnend; denn wenn er seinem Kranken hinlänglich Zeit widmen, und allen Bewegungen der ihr gehöriges Maafs suchenden, und nicht finden könnenden Natur aufmerksam folgen kann, ist er häufig im Stande als genialer Vermittler aufzutreten. Um aber ganz glücklich zu sein, darf er seinen Kranken in diesem Zeitraume der Krankheit fast gar nicht verlassen, denn so schnell und stürmisch geht hier häufig alles von Statten, besonders wenn das Hirn den Tummelplatz abgiebt, dafs öfters das Versäumnifs einer halben Stunde durch nichts mehr zu ersetzen ist, indem die Congestion schon in Apoplexie oder Lähmung übergegangen ist. — Ungleich geringer ist die Hoffnung eines glücklichen Erfolges bei dem Uebergange in eine *Nervosa stupida*; diese mufs nach den bekannten Regeln der Therapie behandelt werden, und die anhaltende Anwendung der Sinapismen, Vesicatorien und reizenden Mittel, besonders der *Arnica*, Einreibung von Phosphoröl auf das Rückgrath u. s. w. hat noch die besten Dienste geleistet, obgleich in solchen Fällen meistens unter colliquativen Zufällen aller Art der Tod die Scene schliefst.

Die vierte Frage betrifft die sanitäts-policeilichen Maafsregeln, welche wegen der Abreisenden aus inficirten Orten getroffen, und in der Stadt Mitau selbst hinsichtlich der Absonderung der Kranken von den Gesunden unter meinen Augen ausgeführt sind? Die erste und nach meiner Ueberzeugung wichtigste sanitäts-policeiliche Maafsregel, welche überall in Curland angeordnet und ausgeführt wurde, betraf die Errichtung von Krankenhäusern und die Besorgung der erforderlichen Medicamente. Die nächste wichtige Maafsregel war die Theilung der Städte und Landkreise in viele kleine Bezirke; in jedem solcher Bezirke wurde einem der Obrigkeit vortheilhaft bekannten Einwohner höherer Klasse die specielle Aufsicht übertragen. Den Bezirks-Aufsehern wurden nach Umständen 2, 3 und mehrere Gehülfen beigesellt. Ihre Function bestand darin, alle Häuser und Wohnstellen ihrer Bezirke täglich wenigstens einmal zu besuchen, um sich von dem Gesundheitszustande der Einwohner und ihren Bedürfnissen, von ihrer Lebensweise, von der Ordnung und Reinlichkeit des Hauses genaue Kenntnifs zu verschaffen, und mit Unterstützung der Policei die etwa nöthig befundene Verlegung der Einwohner aus gar zu dicht besetzten Häusern in geräumige Lokale, die Wegschaffung von Unreinigkeiten u. s. w. zu bewerkstelligen. Diese Einrichtung hat sich in hohem Grade nützlich bewiesen, und ihr verdanken wir die Verhütung ungleich gröfsern Unglücks. Es wurden viele Hungrige gespeist und Nackte bekleidet; es wurden die Leute rücksichtlich ihres Verhaltens täglich belehrt, gewarnt. Die Kranken kamen durch sie zeitig zur Kunde der Aerzte, und konnten nicht verheimlicht werden. Die Aerzte hatten sich freiwillig in die verschiedenen Bezirke getheilt, und eilten auf den ersten Ruf zu jedem Kranken ihrer resp. Bezirke. — Alle Cholerakranke, die kein besonderes Lokal inne hatten, und daher nicht streng isolirt werden konnten, alle denen es an zweckmäfsiger häuslicher Pflege gebrach, wurden in die bereit gehaltenen Krankenhäuser gebracht, was auch in den meisten Fällen ohne alles Widerstreben geschah, da die Leute bald bemerkten, dafs die Verpflegung in den Krankenhäusern reichlich und die Behandlung äufserst human war, und dafs das Verhältnifs der Heilungen in den Krankenhäusern günstiger war als in den Privathäusern. Jeder im Krankenhause Genesene wurde in eine besondere, aufserhalb der Stadt etablirte Observations-Anstalt einer achttägigen Quarantäne unterzogen, während dieser Zeit auf Kosten der Mitbürger gespeist, und wenn er dessen bedürftig war, bei seiner völligen Entlassung mit neuen, warmen Kleidungsstücken versehen. In den Krankenhäusern selbst waren verschiedene Stationen für Kranke, Reconvalescenten und der Entlassung in die Observations-

Anstalt Entgegengehende. Wollte Jemand aus den Krankenhäusern unmittelbar in seine Wohnung zurückkehren, so wurde er aus der letzten Station, nach genommenem Bade und Durchräucherung seiner Effecten, dahin entlassen, jedoch unter die Aufsicht des Bezirksvorstehers, und durch diesen unter die Aufsicht des Hauswirths gestellt, damit er sich nicht vor Ablauf der 8 Tage in's Publicum begebe, und bei etwaniger neuen Erkrankung sogleich ärztliche Hülfe erlangen möge. — Die Krankenhäuser waren genau eingeschlossen, mit Barrièren und Wachen besetzt. Niemand, mit Ausnahme der Aerzte und der obrigkeitlichen Personen, durfte sie betreten, Niemand sie wieder verlassen ohne vorherige Purifikation, und wer längere Zeit daselbst verweilt hatte, z. B. Verwandte, die zur Pflege ihrer Kranken dahin gekommen waren, mufsten in die Observations-Anstalt. Wohlhabende Kranke, die ein zweckmäfsiges Lokal und hinreichende ärztliche Pflege hatten, durften in ihren Wohnungen verbleiben; es wurde dann eine Wache vor die Thüre des Lokals gestellt, und der Zutritt und das Weggehen Jedem verweigert. Später, als die Zahl der in ihren Wohnungen verbleibenden Kranken zu grofs wurde, als schon die ganze Stadt verseucht war, und man bemerkte, dafs die Wachen ihre Pflicht sehr lässig erfüllten, wohl gar selbst die Hände zu Unterschleifen boten, wurden keine Wachen mehr ausgestellt, sondern an solche Häuser und Wohnungen Tafeln mit der Inschrift: „Cholera" befestigt. Der Hauswirth wurde aber verpflichtet, den Umgang der Kranken und seiner Pfleger zu verhüten. — Die gemietheten Krankenwärter mufsten, wenn sie nach dem Tode oder der Genesung eines Kranken nicht wieder die Pflege eines andern übernahmen, in die Observations-Anstalt. Die Effecten, welche die Kranken an sich gehabt hatten, und die nicht durch Waschen, Lüften, Räuchern von dem Ansteckungsstoffe befreit werden konnten, wurden vernichtet, z. B. Bettpfühle. Die Lokale, in denen Personen erkrankten, sie mochten nun in's Hospital gebracht, oder in dem Lokale verblieben, daselbst gestorben oder genesen sein, wurden verschlossen, und erst nach wiederholter Chlor-Räucherung und Lüftung frei gegeben. — Zur Beerdigung der an der Cholera Verstorbenen wurden besondere Plätze eingerichtet, die Niemand betreten durfte, als die zur Cholera-Anstalt gehörigen Leichenwärter und Todtengräber. Auf diesen Plätzen wurden ohne Unterschied des Standes alle an der Cholera Verstorbene begraben; ein gemeinsamer Leichenwagen diente für Alle; Leichengepränge und Begleitung fanden nicht Statt.

Personen, die Mitau verlassen wollten, und erweislich nicht in Verkehr mit Cholerakranken gekommen waren, meldeten sich zwei Tage vor der beabsichtigten Reise bei der Policei, welche sie unter besondere Aufsicht der Bezirksvorsteher stellte. Nach Ablauf dieser zweitägigen Frist erhielten sie Scheine über ihre eigene Gesundheit, und dafs sie nicht mit Cholerakranken in Verkehr gewesen waren. Ohne solche Scheine wären sie nirgends in Curland frei zugelassen worden, sondern hätten sich einer achttägigen Quarantäne unterziehen müssen. — Personen, welche in einem Hause mit Cholerakranken gewohnt, sie besucht, oder auf andere Weise mit ihnen in Verkehr gestanden hatten, wurden einer achttägigen Observation unterzogen. Aufserhalb der Stadt waren Purifikations-Anstalten, in welchen die Kleider und Effecten der Abreisenden den Chlordämpfen ausgesetzt wurden. Durchreisende wurden nicht durch die Stadt gelassen, sondern mufsten auf einem besonders dazu angelegten Wege um die Stadt herumfahren; auf diesem Wege stand auch eine Abtheilung der Postpferde. Die täglichen Märkte wurden aufserhalb der Stadt verlegt, und der Verkehr der Einwohner mit den Landleuten nur durch Barrièren und unter Aufsicht gestattet.

MIX
Papier | Fördert gute Waldnutzung
FSC® C083411

Zeitfracht Medien GmbH
Ferdinand-Jühlke-Straße 7
99095 Erfurt, Deutschland
produktsicherheit@kolibri360.de